頭蓋内動脈ステントのすべて

コイル併用から
Flow Diverter・ICADまで

編集
神戸市立医療センター中央市民病院 脳神経外科部長・
総合脳卒中センター長
坂井 信幸

留置場面の WEB 動画付き

巻末資料
ステント別
ガイディングカテーテル・
マイクロカテーテル対照表
付き

MCメディカ出版

推薦のことば

　本邦において脳動脈瘤に対する脳血管内治療の件数は増え続け，今や年間1万件を超えるようになった．かつて塞栓用コイルが開発された時に脳動脈瘤に対する血管内治療は急速に発展したが，頭蓋内動脈ステントの開発はこの領域に第2回目のbreakthroughをもたらしたと言っても過言ではない．これまでは多彩なバイパス手術を行い母動脈を遮断するしか根治し得なかった巨大脳動脈瘤の多くは，今やFlow Diverter stentにより母動脈を遮断することなく穿通枝虚血のリスクを最小限にして治療できるようになった．

　このような進歩と現状を踏まえ，京都大学・国立循環器病センター（現・国立循環器病研究センター），そして現在の神戸市立医療センター中央市民病院において本邦のリーダーとして脳血管内治療を牽引されてきた坂井信幸先生の編集による本書が発刊された．本書には脳動脈瘤用ステントのみならず，動脈硬化性病変に対するステントに至るまで，頭蓋内動脈ステントの総論と各論が述べられており，治療手技にとどまらずデバイスの特性や手術期管理も詳しく記載されている．誌面は図表が多く，非常に理解しやすい内容となっている．

　執筆者陣も頭蓋内動脈ステントを用いた脳血管内治療を実際にアクティブに行っているメンバー構成となっており，非常に魅力的である．本書が頭蓋内動脈ステントを用いた治療に携わる若手・中堅医師に対して包括的な必須知識を与えてくれるものと大いに期待している．

京都大学大学院医学研究科脳神経外科教授
宮本 享

序文

　脳血管内治療の発展は驚くほど急速に進んでいますが，機器の開発と改良，それを使いこなす技術の進歩が脳血管内治療発展の基盤となっていることは言うまでもありません．

　これまでも血管内治療の発展に重要な契機をもたらした機器は多数ありますが，ステントはその代表と言って過言ではありません．ステントはCharles R. Stentという19世紀に活動した歯科医の名前に由来しており，歯科ではグラフト固定用の鋳型をステントと呼んでいます．医科では血管や胆管，食道など管腔を支える機器をステントと総称しており，血管領域ではJulio Palmazが開発した末梢動脈用ステント・Palmaz stent（1985年），冠動脈用のPalmaz-Schatz stent（1987年）を皮切りに爆発的な進歩を遂げ，下肢や冠動脈疾患では早くから使われ出し，広い意味での脳血管である鎖骨下動脈や頭蓋外の椎骨動脈，頸動脈へは下肢用ステントがそのまま応用されてきました．そして頸部頸動脈狭窄症に対する頸動脈ステントは1990年代から自己拡張型ステントの開発が進み，わが国でも積極的に活用されています．

　頭蓋内動脈へは冠動脈用に開発されたバルーン拡張型ステントがまず導入されました．しかし，頭蓋内動脈は直線状に走行している部分はほとんどなく，また血管解離や血管損傷などが生じると致命的な合併症につながるため，当初は他に有効な治療法がない脳動脈瘤や脳動脈狭窄などに限定してステントが使用されていました．2000年代になってようやくバルーン拡張型ステントの欠点を解消する脳動脈専用の自己拡張型ステントが開発され，本格的な頭蓋内ステントの時代を迎えることになります．

　すでにわが国でも脳動脈瘤コイル塞栓術支援用ステント，Flow Diverter，頭蓋内動脈狭窄症治療用ステント，そして本書では触れませんでしたがステント型血栓回収機器が市販されており，今後も導入予定の頭蓋内動脈ステントは目白押しです．

　本書は，現在導入されている頭蓋内動脈ステントだけではなく，今後導入予定のステントやFlow Diverterも取り上げ，その特徴や他の機器との違いなどをわかりやすく解説しました．脳血管内治療に取り組む専門医のみならず，脳血管疾患の診断と治療に関係する医師やメディカルスタッフ，そして脳血管疾患の治療に関係するすべての方々に役立つことを願っています．

2017年1月

神戸市立医療センター中央市民病院 脳神経外科部長・総合脳卒中センター長
坂井 信幸

頭蓋内動脈ステントのすべて
コイル併用から Flow Diverter・ICADまで

推薦のことば ・・・・・・・・・・・・・・・・・・・・・・・・・・・ i
序文 ・・・・・・・・・・・・・・・・・・・・・・・・・・・・・・・・・・・ iii
編集・執筆者一覧 ・・・・・・・・・・・・・・・・・・・・・・・・・ vi
WEB動画の視聴方法 ・・・・・・・・・・・・・・・・・・・・・・ vii
本書掲載のデバイスについて ・・・・・・・・・・・・・・・・ viii

1章 総論：頭蓋内動脈ステントの特徴
1. 頭蓋内動脈ステントの種類（金属／構造／目的） ・・・・・・・・ **2**
2. 頭蓋内動脈ステントの抗血栓マネジメント（抗血小板薬の上手な使い方） ・・・ **12**
3. 頭蓋内動脈ステントの可視化（画像撮影） ・・・・・・・・ **20**
4. 頭蓋内動脈ステントの流体解析 ・・・・・・・・・・・・・・ **32**

2章 各論：頭蓋内動脈ステントを用いた治療の実際
A. コイル塞栓術支援用ステント
1. Enterprise VRD 🌐 ・・・・・・・・・・・・・・・・・・・・ **42**
2. Neuroform EZ 🌐 ・・・・・・・・・・・・・・・・・・・・・ **56**
3. LVIS 🌐 ・・・・・・・・・・・・・・・・・・・・・・・・・・・・ **66**
4. Liberty ・・・・・・・・・・・・・・・・・・・・・・・・・・・・・ **72**

B. Flow Diverter
1. Pipeline Flex 🌐 ・・・・・・・・・・・・・・・・・・・・・・ **78**
2. FRED 🌐 ・・・・・・・・・・・・・・・・・・・・・・・・・・・・ **90**
3. Surpass 🌐 ・・・・・・・・・・・・・・・・・・・・・・・・・・ **98**

編集
神戸市立医療センター中央市民病院
脳神経外科部長・総合脳卒中センター長
坂井 信幸

C. 動脈硬化性頭蓋内動脈狭窄症に用いるステント
1. Wingspan [WEB] ・・・・・・・・・・・・・・・ **106**
2. バルーン拡張型ステント [WEB] ・・・・・・・・・ **118**

3章　新しい機器の開発と今後
1. 日本の機器開発 — NCVC-CS1 ・・・・・・・・・ **130**
2. 次世代の頭蓋内動脈ステント — 分岐部脳動脈瘤治療機材を中心に ・・・・ **141**
3. 機器の開発とわが国における展開, 今後の展望 ・・・・・・・・・ **149**

巻末資料の使い方 ・・・・・・・・・・・・・・・・・・・・・・ **161**
索引 ・・・・・・・・・・・・・・・・・・・・・・・・・・・ **162**
編者紹介 ・・・・・・・・・・・・・・・・・・・・・・・・・ **165**

巻末資料：ステント別ガイディングカテーテル・マイクロカテーテル対照表
- ①-1 Enterprise VRD (Prowler Select Plus) 使用時
- ①-2 Enterprise VRD (Headway 21) 使用時
- ②-1 Neuroform EZ (Excelsior XT-27) 使用時
- ②-2 Neuroform EZ (Marksman) 使用時
- ③-1 LVIS Jr (Headway 17 Advanced) 使用時
- ③-2 LVIS Jr (Scepter) 使用時
- ④ LVIS (Headway 21) 使用時
- ⑤ Liberty (Velocity) 使用時

[WEB] マークがついた項目に関連した動画を専用WEBサイトで視聴できます.

編集・執筆者一覧

編集　坂井 信幸（神戸市立医療センター中央市民病院脳神経外科部長・総合脳卒中センター長）

執筆者（50音順）

担当	氏名	所属
2章 B-3	赤松 洋祐	（広南病院血管内脳神経外科）
1章 1	有村 公一	（九州大学大学院医学研究院脳神経外科）
1章 1	飯原 弘二	（九州大学大学院医学研究院脳神経外科教授）
2章 B-1	石井 暁	（京都大学大学院医学研究科脳神経外科講師）
2章 A-2	石橋 敏寛	（東京慈恵会医科大学脳神経外科准教授）
1章 3／3章 3／巻末資料	今村 博敏	（神戸市立医療センター中央市民病院脳神経外科医長）
1章 2	榎本 由貴子	（岐阜大学大学院医学系研究科脳神経外科学分野講師）
2章 A-3	大石 英則	（順天堂大学医学部脳神経外科学講座・脳神経血管内治療学講座教授）
2章 A-4／3章 3	坂井 千秋	（兵庫医科大学脳神経外科准教授）
2章 A-4／3章 1／3章 3	坂井 信幸	（神戸市立医療センター中央市民病院脳神経外科部長・総合脳卒中センター長）
3章 1	佐藤 徹	（国立循環器病研究センター脳神経外科医長）
2章 B-2	佐藤 允之	（国立病院機構水戸医療センター脳神経外科）
1章 4	庄島 正明	（東京大学脳神経外科特任講師）
3章 2	立嶋 智	（ロナルドレーガンUCLAメディカルセンター神経血管内治療部／UCLA脳卒中センター准教授）
3章 1	中山 泰秀	（国立循環器病研究センター研究所医工学材料研究室室長）
2章 A-1	長谷川 仁	（新潟大学脳研究所脳神経外科講師）
2章 C-2	藤堂 謙一	（神戸市立医療センター中央市民病院神経内科・総合脳卒中センター医長／大阪大学大学院医学系研究科神経内科学）
2章 B-2	松丸 祐司	（筑波大学脳神経外科脳卒中予防治療学講座教授）
2章 B-3	松本 康史	（広南病院血管内脳神経外科部長）
2章 C-1	山上 宏	（国立循環器病研究センター脳卒中治療科医長）
1章 2	吉村 紳一	（兵庫医科大学脳神経外科学講座主任教授）

WEB動画の視聴方法

Webサイトで各項目に関連した手術動画が視聴できます．
PC（Windows / Macintosh），iPad / iPhone，Android端末からご覧いただけます．

①メディカ出版ホームページにアクセスしてください．
http://www.medica.co.jp/

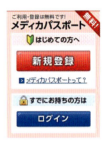

②ログインします．
　※メディカパスポートを取得されていない方は，「はじめての方
　　へ／新規登録」（登録無料）からお進みください．

③『頭蓋内動脈ステントのすべて』の紹介ページ（http://www.medica.co.jp/catalog/book/6741）を開き，下記のバナーをクリックします（URLを入力していただくか，キーワード検索で商品名を検索し，本書紹介ページを開いてください）．

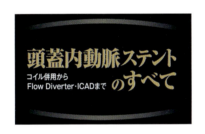

④「動画ライブラリ」ページに移動します．見たい動画の「ロック解除キー入力」ボタンを押すと，ロック解除キーの入力画面が出ます．
　下の銀色の部分を削ると，ロック解除キーが出てきます．入力画面にロック解除キーを入力して，送信ボタンを押してください．本書の動画コンテンツのロックが解除されます（ロック解除キーボタンはログイン時のみ表示されます）．

ロック解除キー

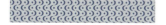

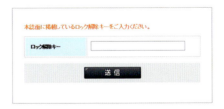

＊Windowsで動画を再生するにはAdobe® Flash® Playerが必要です．
＊なお，Webサイトのロック解除キーは本書発行日（最新のもの）より3年間有効です．
　有効期間終了後，本サービスは読者に通知なく休止もしくは廃止する場合があります．
＊本動画に音声情報は含まれておりません．

本書掲載のデバイスについて

○デバイス表記

　本誌における各デバイスの表記は欧文を原則とします．製品名の表記は原則，メーカーの基準に準じていますが，一部，より一般的な名称を使用している場合があります．文中では製品に「®」「TM」などは付していません．

　各デバイスについては，本文中の初出時に原則として，製品名（製造・販売元，または製造元／販売元）として記載します．ただし，本邦において保険収載されていない製品につきましては，製造・販売元の国名を含めて掲載する場合があります．

例：Enterprise VRD（Codman & Shurtleff / Johnson & Johnson）
　　Neuroform EZ（Stryker）
　　Artisse（Medtronic, Irvine, CA, USA）

　本書で紹介する主な頭蓋内動脈ステントは，以下のとおり記載します．
- Enterprise VRD（Codman & Shurtleff / Johnson & Johnson）
- Neuroform EZ（Stryker）
- LVIS / LVIS Jr.（MicroVention / Terumo）
- Liberty（Penumbra / メディコスヒラタ）
- Pipeline Flex（Covidien / Medtronic）
- FRED（MicroVention / Terumo）
- Surpass（Stryker）
- Wingspan（Stryker）

○使用画像

　本書掲載のデバイス画像については，特に記載がない限り，原著者より提供を受けたものを使用しています．メーカーより直接提供を受けた場合は，（写真提供：○○）と記載します．

○治験中／未認可のデバイス

　本書では，2017年1月現在，治験中あるいは当該領域で未認可の製品も掲載しています．また海外のみで使用可能な製品も一部紹介しています．将来，保険収載等に際して，仕様または製品名等が変更される場合があります．ご了承ください．

＊本書に掲載の内容は2017年1月現在の情報です．製品の仕様，適応等は変更される場合がありますので，実際の使用にあたっては，添付文書等を確認のうえ，適切に行ってください．

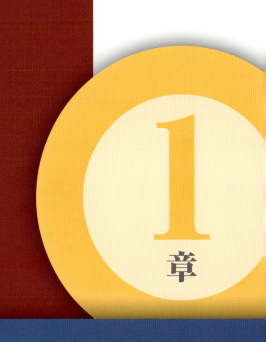

1章

総論：頭蓋内動脈ステントの特徴

1 頭蓋内動脈ステントの種類
（金属／構造／目的）

九州大学大学院医学研究院脳神経外科　**有村 公一**
九州大学大学院医学研究院脳神経外科　**飯原 弘二**

はじめに

　頭蓋内動脈に留置するステントは用途別に，①コイル塞栓術支援用ステント，②Flow Diverter，③頭蓋内動脈狭窄用ステントの3種類に分けられる（図1）．材質や構造によってその性質が異なるため，それぞれのステントの基本構造およびそれに基づく特徴をよく理解しておく必要がある．本稿では頭蓋内ステントの材質・構造・目的などについて概説する．

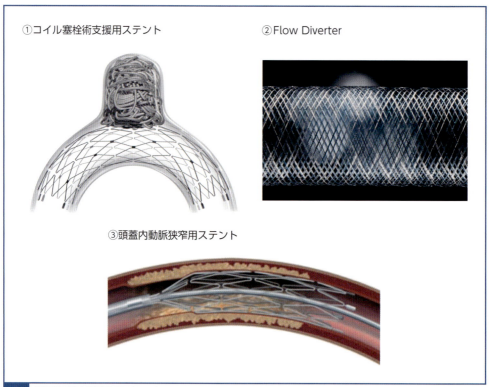

図1　各種頭蓋内動脈用ステント

ステントの基本構造

2017年1月現在，本邦で認可されている頭蓋内動脈用ステントはすべて自己拡張型ステントである．ステントはデリバリーワイヤーにマウントされているため，ステント・デリバリーワイヤーをマイクロカテーテル内に誘導した後にマイクロカテーテルを引く（unsheath）ことでステントが展開される（図2A）．ステントはニッケル・チタン合金などを原材料とした金属のワイヤーで構成されているが，ワイヤー自体は透視下での視認性が悪いため，ステントの遠位端・近位端にX線不透過性マーカーバンドを付けたりタンタルワイヤーを編みこんだりして視認性を高める工夫が施されている．またワイヤーで囲まれた空間をセルと呼び，セルの大きさやopen / closedの違いなどでステントの性質が変わる（図2B）．

材質

コイル塞栓術支援用ステント各種や頭蓋内動脈狭窄用ステントのWingspan（Stryker）は主にニッケル・チタン合金から構成されたワイヤーから構成され，X線不透過マーカーバンドにプラチナ・タングステン合金やプラチナ・イリジウム合金などが用いられている．Flow DiverterのPipeline Flex（Covidien / Medtronic）は白

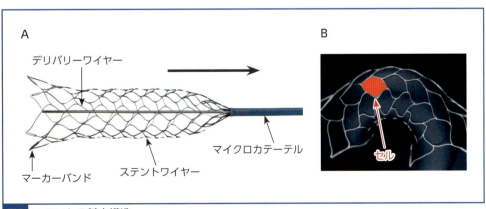

図2 ステントの基本構造

金／タングステンおよびコバルト／クロム／ニッケル／モリブデン合金，Surpass（Stryker）は白金／タングステンおよびコバルト／クロム／ニッケル合金のワイヤーから構成されている．FRED（MicroVention／Terumo）はニッケル・チタン合金から構成された2層のステントをタンタルワイヤーで編みこんだ構造となっている．

構造

1. ステント形状

ステントの形状は，まずその加工方法からlaser cutタイプとbraided（編み込み）タイプに分けられる．表1にそれぞれの特徴を示す．

A）Laser cutタイプ

Laser cutタイプは管腔状の金属を高エネルギーパルスのレーザーでカットして作成したものである．ステントの展開においては，デリバリーワイヤーを右手で固定しつつ左手でマイクロカテーテルを引きながら展開するunsheathがメインの動作となる．ステントの展開は容易でshorteningを起こしにくいため，経験があまりない術者でも比較的扱いやすい．セルデザインはopen-cellタイプとclosed-cellタイプがあり，後述するようにそれぞれ性質が異なるため，注意が必要である．

B）Braidedタイプ

Braidedタイプは複数のワイヤーを編みこんで作成される．Laser cutタイプと違い，血管径とステントのサイズが合わないとステントの展開に苦労する場合があるため，適切なサイズ選択が重要である．Laser cutタイプに比べセル間隙は小さく，金属量が多い．展開はunsheathに加え，デリバリーワイヤーやシステム全体の押し引き（push

表1 Laser cutタイプとbraidedタイプの違い

	Laser cut	Braided
セル	大きい	小さい
金属量	少ない	多い
展開方法	Unsheathが基本	Unsheathに加え，デリバリーワイヤーやシステム全体のpush & pullを駆使して展開
Shortening	少ない	多い

& pull）を駆使して行う必要があるため，laser cutタイプのステントよりも難易度が高く経験を要する．血管のセンターコースをキープするようにしてステントを展開しなければ展開不十分となり，血管壁への良好な密着を得られない．またステント展開時の押し具合によりセルの大きさが変わり，porosity（多孔性）が変化する．さらにbraidedタイプのステントはshorteningを起こしやすいため，長さの選択にも注意が必要である．コイル塞栓術支援用ステントのLVIS（LVIS Jr.）（MicroVention／Terumo）やFlow Diverterがbraidedタイプのステントである．

2. セルデザイン

Open-cellタイプとclosed-cellタイプに大別される．図3にそれぞれのシェーマを，表2にそれぞれの特徴を示す．

A）Closed-cellタイプ

Closed-cellタイプ（図3A）のセルデザインはEnterprise VRD 2（Codman & Shurtleff／Johnson & Johnson）やLVIS，すべてのFlow Diverterで採用されている．セルセグメントが連続しているためステントは連続性を保ちながら展開される．血管にしっかり密着した場合はステント全体で血管を強くサポートするためscaffolding効果が強く，さらに血管の走行変化（直線化）をきたしやすい．しかし屈曲部分では血

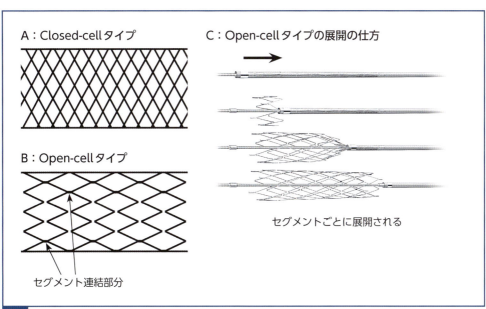

図3 Closed-cellタイプとopen-cellタイプの違い

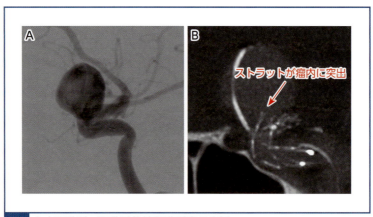

表2 Open-cellタイプとclosed-cellタイプの違い

	Open-cell	Closed-cell
ステントの展開	セグメントごとに展開	連続性を保ち展開
血管への密着	良好	屈曲部で不良
血管の直線化	しにくい	しやすい
セル間隙	大きい	小さい
Recapture	不可能	可能

図4 右内頸動脈−眼動脈分岐部動脈瘤の症例
A：DSA, B：コーンビームCT.

管に対する密着性が不良となることがあり，内頸動脈サイフォン部などの特に屈曲の強い部分ではkinkする危険性がある．また連続性を保ちながら展開されるため，展開の途中でもrecaptureすることが可能で，容易にrepositioningできる．

B) Open-cellタイプ

Open-cellタイプ（図3B）のセルデザインはNeuroform EZ（Stryker）とWingspanで採用されており，それぞれのセルセグメントが独立しているため，ステントはセグメントごとに展開される（図3C）．そのため屈曲部や狭窄部でも血管壁に柔軟に密着しkinkすることも少ないが，屈曲部分や動脈瘤ネックでストラットが立ってしまいステント内腔を通過しにくくなったりネック部分の塞栓が甘くなることがあるため，注意が必要である（図4）．セルはclosed-cellタイプと比べると大きくカテーテルなどが通りやすいが，屈曲部分などではセルの大きさが不均一になりやすい．またセグメントごとに展開するためrecaptureができず，いったんステントが開くとrepositioningは不可能である．

3. ステント拡張方法

現在，本邦で承認されている頭蓋内ステントはすべて自己拡張型ステントであり，マイクロカテーテルを引くと自然とステントが開く．その他には頭蓋内動脈狭窄症に対し冠動脈用のバルーン拡張型ステントがオフラベルで使用されることがある．

用 途

1. コイル塞栓術支援用ステント

現在本邦で使用できるコイル塞栓術支援用ステントは，Enterprise VRD 2,

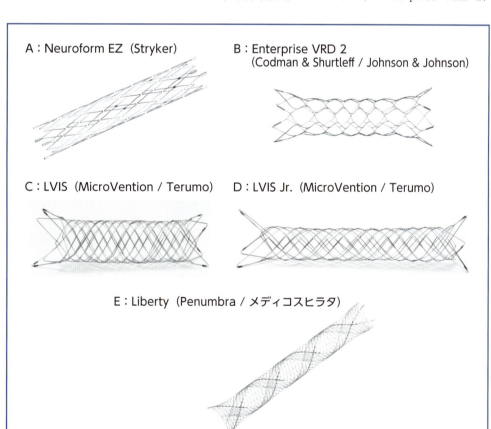

図5 コイル塞栓術支援用ステント各種

Neuroform EZ, LVIS (LVIS Jr.) の3種類である（図5A〜D）．また，Liberty（Penumbra／メディコスヒラタ）が本邦での治験を終えている（図5E）．それぞれのステントで構造やサイズ，デリバリーシステムなどが異なるため，よく理解しておく必要がある．詳細は各論に譲るが，それぞれのステントの形状やラインナップなどについて表3にまとめた．

　コイル塞栓術支援用ステントは，ワイドネック型動脈瘤に対するコイル塞栓術のときにコイルの逸脱を防ぐためのadjunctive techniqueの一つとして使用される．そのためコイル塞栓術支援用ステントの適応は，最大径7 mm（LVISは5 mm）以上の動脈瘤のうち，ネックが4 mm以上かドーム／ネック比が2未満のものが適応となっている．実際の代表的な治療方法として，ステント留置前にコイル塞栓用のマイクロカテーテルを瘤内に誘導しておき，先にステントを展開してからステントと血管壁の間を通っているマイクロカテーテルからコイル塞栓を行うjailing technique（図6A）と，ステント留置後にステントストラットの間からコイル塞栓術用マイクロカテーテルを瘤内に誘導するtrans-cell technique（図6B）がある．どちらも塞栓中のマイクロカテーテルの位置調整が難しくなるため，コイルの偏りやカテーテルのキックバックに注意が必要である．その他のテクニックとして，マイクロカテーテルのコントロールを保ちながら塞栓するためにステントを部分的に展開した状態でコイル塞栓を行うsemi-jailing technique（図6C）や，コイル塞栓術を先に行って最後にステントを留置す

表3　コイル塞栓術支援用ステントの特徴

	材質	ステント形状	セルデザイン	径 (mm)	長さ (mm)	デリバリーシステム (inch)
Enterprise VRD 2	ナイチノール	laser cut	closed-cell	5	14/20/26/34	Prowler Select Plus (0.021)
Neuroform EZ	ナイチノール	laser cut	open-cell	2.5 3.0 3.5 4.0 4.5	20 20 20 20/30 20/30	Excelsior XT-27 (0.027)
LVIS	ナイチノール	braided	closed-cell	3.5 4.5 5.5	17/22 18/23/32 30/33	Headway 21 (0.021)
LVIS Jr.	ナイチノール	braided	closed-cell	2.5 3.5	13/17/23/34 18/23/28/33	Headway 17 (0.017)
Liberty	ナイチノール	laser cut	closed-cell	3.0 3.5 4.0 4.5 5.0	20/35 20/35 25/45 25/45 25/45	Velocity (0.025)

D/N 比：dome／neck 比

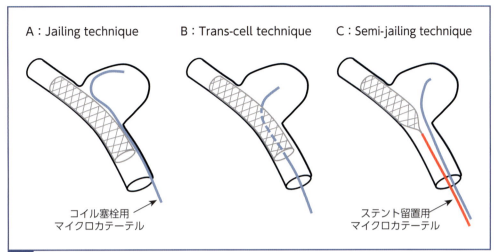

図6 ステント留置テクニック各種

る方法などがある．コイルを瘤内に留置した後にステントを留置する場合，コーンビームCTの際にコイル塊のアーチファクトでステントの状態が正確に評価できなくなるため注意が必要である．

2. Flow Diverter

　動脈瘤内にコイルを挿入し瘤内への血流を遮断していた従来の方法と異なり，瘤内にデバイスを挿入せずに親動脈から瘤内への血流を遮断する（flow diversion）効果を期待して開発された．従来の塞栓術で再発リスクの高いワイドネックの大型・巨大脳動脈瘤が適応であるが，紡錘状動脈瘤や解離性動脈瘤などへの応用も期待されている．現在本邦で認可されているのはPipeline Flexのみであるが（図7A），Surpass（図7B）やFRED（図7C）も本邦での治験が終了し，今後の認可が待たれる．

　基本構造はセルを非常に細かくしたbraidedステントで，適切に血管に密着することでflow diversion効果が生まれる．逆にステントが密着していないとflow diversion効果は弱くなり，特に動脈瘤の近位部でステントが血管壁から浮いた状態ではステントの脇から瘤内に直接血流が入る（end leak）ため危険である．また目の細かいbraidedステントのため，留置血管径により著しく短縮する．さらに留置血管径に対しステント径が小さすぎると密着不良やmigrationを，大きすぎると拡張不良やporosityの増加によるflow diversion効果の低下をきたす可能性があるため，適切なステントサイズの選択が重要である．正確に留置血管径を測定するために，3D

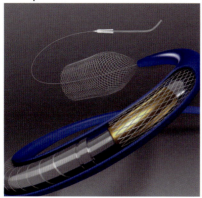
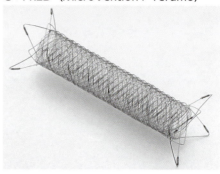
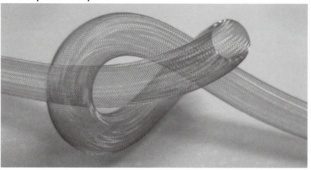

図7 Flow Diverter

rotational angiographyのvolume rendering画像だけでなく2Dのconventional DSAでも血管径を測定する．また血管が扁平なことがあるため，血管径は断面の縦と横2方向で測定する．ステントの長さは留置血管径により短縮率が変わってくるため，短縮率を考慮しつつ動脈瘤のネックを十分カバーできる長さを選択する．ただし長すぎると展開動作の難易度が増すので，適切な長さの選択が重要である．

展開操作は熟練を要する．Unsheathだけではステントの拡張・密着が得られず，デリバリーワイヤーやシステム全体のpush & pullを繰り返しながら，留置血管のセンターコースを通るようにしてステントを展開していく．

3. 頭蓋内動脈狭窄用ステント

現在，本邦で頭蓋内動脈狭窄症に対して薬事承認されている頭蓋内動脈用ステントはWingspan（図8）のみである．冠動脈用バルーン拡張型ステントとしてIntegrity

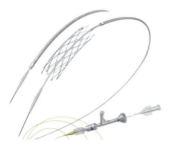

図8 頭蓋内動脈狭窄用ステント

（Medtronic）などがあり，未承認ではあるが症候性高度狭窄症例に用いられる場合もある．

　Wingspanはopen-cellタイプの自己拡張型ステントで，柔軟性が高く追従性に優れ，頭蓋内病変に誘導しやすいシステムとなっている．屈曲部などではステント留置後に後拡張バルーンを誘導するのが困難になる場合があるため，ある程度しっかり前拡張を行うことが必要である．ステントの誘導はガイドワイヤーを残したエクスチェンジ法で行うため，ワイヤー先端での血管穿孔に注意が必要で，習熟したチームで手技を行うことが望ましい．SAMMPRIS試験[1]の結果を受けて，現在本邦での適応はバルーン血管形成術施行時に血管解離や弾性反跳現象（elastic recoil）が見られた場合か，他に有効な治療法がないと判断される再治療の場合に限られている．その他に頭蓋内動脈狭窄に対しバルーン拡張型冠動脈用ステントが留置されることがあるが，オフラベル使用のため十分なインフォームドコンセントが必要である．

引用・参考文献

1) Chimowitz MI, Lynn MJ, Derdeyn CP, et al; SAMMPRIS Trial Investigators: Stenting versus Aggressive Medical Therapy for Intracranial Arterial Stenosis. N Engl J Med 365: 993-1003, 2011

2 頭蓋内動脈ステントの抗血栓マネジメント
（抗血小板薬の上手な使い方）

岐阜大学大学院医学系研究科脳神経外科学分野　榎本 由貴子
兵庫医科大学脳神経外科学講座　吉村 紳一

　脳血管内治療では血栓症による周術期虚血性合併症を回避するため，抗凝固療法・抗血小板療法の両者が必要不可欠である．ステント留置術は治療対象血管に異物を留置する治療であり，ステント内血栓症（subacute stent thrombosis：SAT）による急性閉塞のリスクがつきものであるが，特に頭蓋内ステントでは重篤合併症となりやすい．これを予防できるのは抗血小板療法であり，ステント留置術の周術期管理のキモである．

抗血小板薬

　現在本邦で脳領域に使用可能な経口抗血小板薬はアスピリン，クロピドグレルなどのチエノピリジン化合物，シロスタゾールの3つである．その他，GPⅡbⅢa阻害薬（Abciximab，Tirofibanなど）や非チエノピリジン系直接P2Y$_{12}$受容体拮抗薬（Ticagrelorなど）があるが，現時点で発売されていない（図1）．

　アスピリンはシクロオキシゲナーゼ（COX）-1活性を阻害しTXA$_2$生成を抑制するCOX-1阻害薬であり，重篤な心血管イベントを25％減らす[1]．内服後に1時間ほどで効果が得られ，他剤にはないこの速さが最大のメリットである（表1）．

　チエノピリジン化合物は第一世代のチクロピジン，第二世代のクロピドグレル，第三世代のプラスグレルがあり，いずれもADP受容体の一つ，P2Y$_{12}$受容体拮抗薬であるが，代謝されないと効果を発現しないプロドラッグである．急性冠症候群におけるステント留置術で優れたSAT予防効果が知られ[2]，ステント留置術には欠かせない．しかし，プロドラッグであるがゆえの効果発現の遅さと，特にクロピドグレルでは代謝酵素CYP2C19の遺伝子多型を原因とする不応症の存在がデメリットである（図2）．術中血栓症や緊急ステント留置の際には通常量の4倍以上のloading dose投与が必要

であり，これにより効果発現を3～6時間程度に短縮できる．プラスグレルはCYP2C19の依存度が低いため薬効発現が速く，不応症も少ないとされているが，2017年1月現在，脳領域では承認されていない．

シロスタゾールは，ホスホジエステラーゼ（PDE）3を阻害し，cAMP濃度を上昇させることにより抗血小板効果を発揮するPDE3阻害薬である．最大の特徴は可逆的

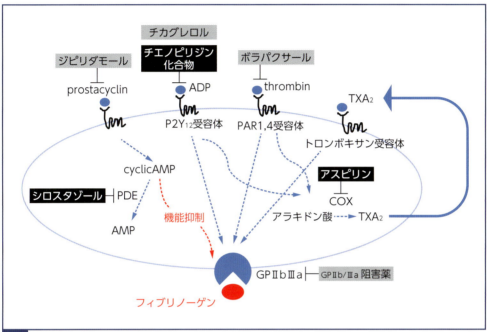

図1 各種抗血小板薬の作用機序

表1 主な抗血小板薬の特徴

		作用機序	緊急時のloading dose量	効果発現	結合	失活まで	効果判定	メリット
	アスピリン	COX-1阻害薬	200mg	30分～1時間程度	不可逆的	血小板寿命（約1週間）	・VerifyNow aspirin (ARU) ・アラキドン酸・コラーゲン・エピネフリン凝集	即効性
チエノピリジン化合物	クロピドグレル	P2Y$_{12}$受容体拮抗薬	300mg	Loadingで3～6時間　維持量で2～3日	不可逆的	血小板寿命（約1週間）	・VerifyNow P2Y12 (PRU, %inhibition) ・ADP・ずり応力惹起凝集	ステント内血栓症予防効果
	プラスグレル	P2Y$_{12}$受容体拮抗薬	20mg	Loadingで30～60分　維持量で3日	不可逆的	血小板寿命（約1週間）	・VerifyNow P2Y12 (PRU, %inhibition) ・ADP・ずり応力惹起凝集	ステント内血栓症予防効果
	シロスタゾール	PDE3阻害薬	200mg	3～6時間程度	可逆的	約24時間	・アラキドン酸・ADP・ずり応力惹起凝集	内皮機能改善などの多面的効果

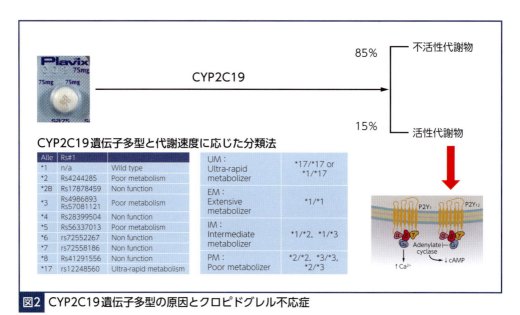

図2 CYP2C19遺伝子多型の原因とクロピドグレル不応症

であることで，内服中止24時間後にはほぼ効果が消失する．その他，内皮機能改善作用，抗炎症作用などの多面的効果があるとされ，ステント留置後の再狭窄予防効果が期待されている[3]．

血小板機能検査と不応症，どう判断し，どう対処する？

　各種抗血小板薬には十分な抗血小板効果が発揮されない不応症が存在する．効果が不十分だと虚血性，逆に過剰だと出血性合併症の危険があるため，術前に"効き具合"を評価して不応症を検出する各種血小板機能検査が行われている（図3）．

　ステント留置術には欠かせないクロピドグレルであるが，われわれ日本人は不応症の原因であるpoor metabolizerの頻度が他人種に比べて高い（8〜23％）[4]．クロピドグレル不応症と虚血性合併症の関連は冠動脈領域でも[5]，頭蓋内ステント留置術においても[6,7]報告されている．

　術前に不応症と判断された場合は，3剤併用療法（triple antiplatelet therapy：TAPT）[8]や追加投与などの対処が考慮される[9]．TAPTのほうがより血小板反応性を改善し，周術期合併症も少なかったことがmeta-analysisで報告され[10]，現在は，2剤併用療法（dual antiplatelet therapy：DAPT）をベースに，不応症に対しては

		VerifyNow	光透過法血小板凝集能検査（LTA）
評価方法	アスピリン	VerifyNow aspirin カートリッジ ARU (aspirin reaction units) > 550 が一つの不応症の目安	Collagen，アラキドン酸をアゴニストとした最大凝集率・凝集能曲線下面積
	クロピドグレル	VerifyNow P2Y$_{12}$カートリッジ PRU (P2Y$_{12}$ reaction units) > 230 %inhibition（P2Y12受容体阻害率）<15%が不応症の目安	ADPをアゴニストとした最大凝集率・凝集能曲線下面積
利点		全血で遠心分離不要，簡便，迅速 bed side で測定可能	アゴニストの濃度を細かく設定でき，より詳細な評価が可能
欠点		1濃度のみ（ADPは20uM）のアゴニストでの評価	遠心分離必要，煩雑 2時間ほど

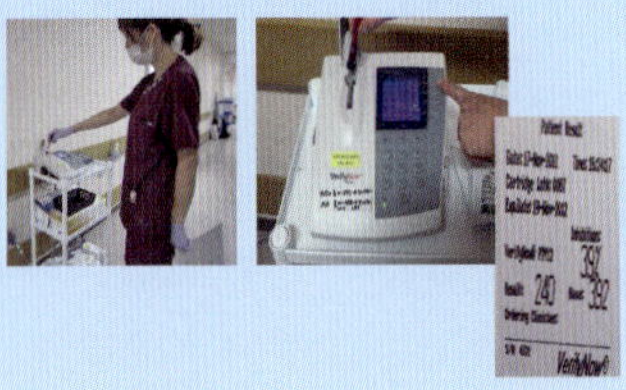

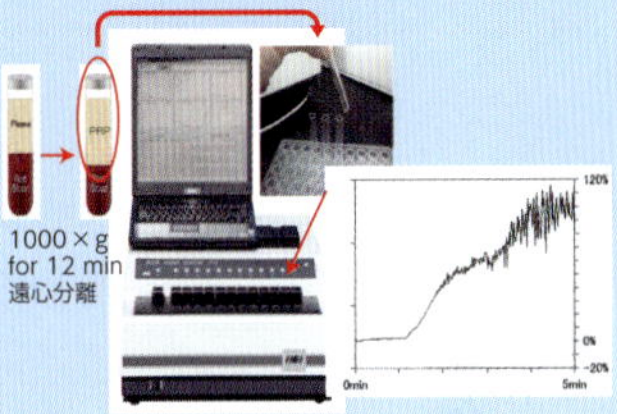

図3 主な血小板機能検査であるVerifyNowと光透過法血小板凝集能検査の違い

TAPT，というのがコンセンサスを得られた投与方法であろう．それでも血小板機能検査の値が不十分な場合，数値を指標としたそれ以上の介入は無意味である[11]．糖尿病患者[12]や急性期脳梗塞患者[13]ではベースラインの血小板凝集能自体が亢進しており，cut off値までは抑制されないが個々では薬剤効果が発現されていることがほとんどである．

各治療法における周術期抗血小板療法

1. ステント支援動脈瘤コイル塞栓術・Flow Diverter留置術の抗血栓療法

　術前からの抗血小板薬投与が周術期合併症予防に有効だったと報告されて以降，シンプルテクニックでも周術期の単剤投与が行われていることが多く，adjunctive techniqueを併用する場合は必須と言える[14, 15]．特に，Enterprise VRDステント（Codman & Shurtleff / Johnson & Johnson）を用いたステントアシストの場合はSATによる重篤な虚血合併症の危険性があるため[16]（**表2**），術前からの抗血小板療法はDAPTが一般的である．確立されたプロトコールはないが，術後はDAPTを3

週間〜6カ月継続し，その後，単剤へ減量する場合が多い．減量を契機とした遅発性血栓症の発症が報告されているが，いずれもクロピドグレル中止時に発症しており[17-19]，単剤投与はクロピドグレルを残すほうが合理的であろう．

Flow DiverterもEnterprise VRDステントと同じく7日以上前からDAPTを開始し，平均術後6カ月までは継続，以降は単剤に減量する（表3）[23-28]．Flow Diverter適正使用指針[29]では具体的なプロトコールの記載はないが，血小板機能検査によるモニタリングを推奨している．クロピドグレルの効果を反映するP2Y$_{12}$-reaction unit（PRU）の術前値と，Flow Diverter使用時における周術期合併症を調べた後ろ向き検討にお

表2 ステントアシストコイル塞栓術における周術期抗血栓療法のvariation

	抗血小板薬	DAPT期間	単剤維持療法	周術期虚血性合併症	遅発性血栓症
Mocco[20]	・アスピリン ・クロピドグレル	3週間〜6カ月	アスピリン永続	1%	3%
Wakhloo[22]	・アスピリン 80mg ・クロピドグレル 75mg	6カ月	アスピリン永続	9.5%	詳細記載なし
Rossen[17]	・アスピリン 81mg ・クロピドグレル 75mg	6カ月	アスピリン 325mgを不定期間	詳細記載なし	クロピドグレルの中止後に5%
Kono[8]	・アスピリン 100mg ・クロピドグレル 75mg ・(±シロスタゾール200mg)	6カ月	アスピリンorクロピドグレル	5% (DWI陽性；50%)	詳細記載なし
Matsumoto[21]	・アスピリン100mg＋クロピドグレル75mg，シロスタゾール200mgの中から2種類	3〜6カ月	いずれかを単剤として残す	13.9%	7%
Hwang[18]	・アスピリン 100mg ・クロピドグレル 75mg	3カ月で血栓症多かったため，途中から9カ月に変更	いずれかを単剤として残す	4%	3.5%

表3 Flow Diverter留置術における周術期抗血栓療法のvariation

	抗血小板薬	DAPT期間	単剤維持療法	血小板反応性検査	クロピドグレル不応症への対策
Saatci[24]	・アスピリン300mg ・クロピドグレル300〜600mg loading followed by 75 mg daily	3週間〜6カ月	アスピリン永続	VerifyNow	チクロピジン600mgへ変更
Colby[25]	・アスピリン325mg ・クロピドグレル75mg	6カ月	アスピリン永続	詳細記載なし	詳細記載なし
Becske[26]	・アスピリン325mg ・クロピドグレル loading 600mg ＋75mg daily	最低3カ月	アスピリン325mgを最低6カ月	詳細記載なし	詳細記載なし
Heller[27]	・アスピリン81 or 325mg ・クロピドグレル75mg	最低3カ月	アスピリン81 or 325mgを不定期間	LTA VerifyNow	詳細記載なし
Monteith[28]	・アスピリン81mg ・クロピドグレル75mg	6カ月	アスピリン81mgを永続	VerifyNow	プラスグレルへ変更

いて，PRU＜60が出血性合併症と，PRU＞240が虚血性合併症と相関したと報告した報告があり[30]，一つの目安となっている．しかし一方で，meta-analysisではPRU値そのものと血栓症の発症には関連がみられず，術前の危険予測としては有用であるが，数字合わせに固執する必要性はない[23]．

　また，これら動脈瘤患者に対する頭蓋内ステント留置術では，周術期においては血栓症を予防することが最も重要であるが，慢性期では非動脈硬化症患者に対し漫然と不要な抗血小板薬を投与し続けないよう，減量・中止にも配慮が必要である．われわれはDAPT 6カ月，単剤維持療法2年を指標に，術後も定期的に血小板凝集能をモニタリングし，動脈硬化リスク因子保有患者や低反応性の場合は長めに，高反応性や出血性疾患合併患者には早めに減量するようにしている（図4）．

2. ICADに対するステント留置術における抗血栓療法

　動脈硬化性の頭蓋内狭窄症（intracranial atherosclerotic disease：ICAD）には，2014年に自己拡張型のWingspanステント（Stryker）が，PTA（percutaneous transluminal angioplasty）時に生じた血管解離，急性閉塞または切迫閉塞に対する緊急処置（いわゆるrescue stenting）として，または他に有効な治療法がないと判断されるPTA後再狭窄への場合に限って保険適用となった[31]．ご存じのとおり，SAMMPRIS studyでは積極的内科的治療群に比べ，Wingspan群では有意に周術期合併症が多く，しかも慢性期の同側脳卒中のイベントについても減らすことができず，試験が中止された経緯がある[32]．周術期の抗血小板療法はCASと同様，術前からの2

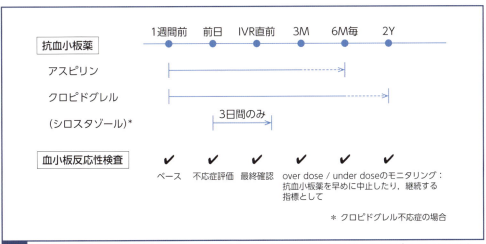

図4　ステントアシストコイル塞栓術・Flow Diverter留置術時の抗血小板療法プロトコルの例

剤併用療法を少なくとも30日以上継続するのが基本であるが，冠動脈など他の動脈硬化性病変を合併しているものが多く，DAPTの継続か，単剤への減量かについては患者背景に応じて調節が必要である．また，Wingspan留置後には20〜30％の頻度で再狭窄が報告されているが，これには内皮機能改善の多面的効果のあるシロスタゾールが有効と思われる[33]．アスピリン・クロピドグレルのDAPTのほか，シロスタゾール・クロピドグレルの組み合わせも多く使用されているのはこのためである．

Rescue stentとして使用する場合，クロピドグレルが未導入であればloading dose投与が必要となる．十分な効果が発現されるのには3〜6時間かかるため，rescue stentが予想される場合にはあらかじめクロピドグレルだけは数日前から投与しておいたほうがよい．

引用・参考文献

1) Antithrombotic Trialist' Collaboration : Collaborative meta-analysis of randomized trials of antiplatelet therapy for prevention of death, myocardial infarction, and stroke in high-risk patients. BMJ 324：71-86, 2002
2) Mehta SR, Yusuf S, Peters RJ, et al : Effects of pretreatment with clopidogrel and aspirin followed by long-term therapy in patients undergoing percutaneous coronary intervention : the PCI-CURE study : Lancet 358：527-33, 2001
3) Lee SW, Park SW, Kim YH, et al : Drug-eluting stenting followed by cilostazol treatment reduces late restenosis in patients with diabetes mellitus the DECLARE-DIABETES Trial (A Randomized Comparison of Triple Antiplatelet Therapy with Dual Antiplatelet Therapy After Drug-Eluting Stent Implantation in Diabetic Patients). J Am Coll Cardiol 51：1181-7, 2008
4) Fukushima-Uesaka H, Sai K, Maekawa K, et al : Genetic variations and haplotypes of CYP2C19 in a Japanese population. Drug Metab Pharmacokinet 20：300-7, 2005
5) Stone GW, Witzenbichler B, Weisz G, et al ; ADAPT-DES Investigators : Platelet reactivity and clinical outcomes after coronary artery implantation of drug-eluting stents (ADAPT-DES) : a prospective multicenter registry study. Lancet 382：614-23, 2013
6) Kim B, Kim K, Jeon P, et al : Thromboembolic complications in patients with clopidogrel resistance after coil embolization for unruptured intracranial aneurysms. AJNR Am J Neuroradiol 35：1786-92, 2014
7) Fiti JT, Brockington C, Narang J, et al : Clopidogrel resistance is associated with thromboembolic complications in patients undergoing neurovascular stenting. AJNR Am J Neuroradiol 34：716-20, 2013
8) Kono K, Shintani A, Yoshimura R, et al : Triple antiplatelet therapy with addition of cilostazol to aspirin and clopidogrel for Y-stent- assisted coil embolization of cerebral aneurysms. Acta Neurochir (Wien) 155：1549-55, 2013
9) Park KW, Kang SH, Park JJ, et al : Adjunctive cilostazol versus double-dose clopidogrel after drug-eluting stent implantation : the HOST-ASSURE randomized trial (Harmonizing Optimal Strategy for Treatment of Coronary Artery Stenosis-Safety & Effectiveness of Drug-Eluting Stents & Anti-platelet Regimen). JACC Cardiovasc Interv 6：932-42, 2013
10) Bangalore S, Singh A, Toklu B, et al : Efficacy of cilostazol on platelet reactivity and cardiovascular outcomes in patients undergoing percutaneous coronary intervention : insights from a meta-analysis of randomised trials. Open Heart 1：e000068, 2014
11) Price MJ, Berger PB, Teirstein PS, et al : Standard- vs high-dose clopidogrel based on platelet function testing after percutaneous coronary intervention : the GRAVITAS randomized trial. JAMA 305：1097-105, 2011
12) Hanai Y, Adachi S, Yasuda I, et al : Collagen-induced p 38 MAP kinase activation is a biomarker of platelet hyper-aggregation in patients with diabetes mellitus. Life Sci 26：386-94, 2009
13) 榎本由貴子，吉村紳一，高木俊範，他：緊急脳血管内治療時における抗血小板薬Loading dose投与後の薬効解析．JNET 5：251-8, 2014
14) Jo KI, Yeon JY, Kim KH, et al : Predictors of thromboembolism during coil embolization in patients with unruptured intracranial aneurysm. Acta Neuochir (Wien) 155：1101-6, 2013
15) Brooks NP, Turk AS, Niemann DB, et al : Frequency of thromboembolic events associated with endovascular aneurysm treatment : retrospective case series. J Neurosurg 108：1095-100, 2008
16) Kanaan H, Jankowitz B, Aleu A, et al : In-stent thrombosis and stenosis after neck-remodeling device-assisted coil embolization of intracranial aneurysms. Neurosurgery 6：1523-33, 2010
17) Rossen JD, Chalouhi N, Wassef SN, et al : Incidence of cerebral ischemic events after discontinuation of clopidogrel in patients with intracranial aneurysms treated with stent-assisted techniques. JNS 117：929-33, 2012

18) Hwang G, Kin JG, Song KS, et al：Delayed ischemic stroke after stent-assisted coil placement in cerebral aneurysm：characteristics and optimal duration of preventative dual antiplatelet therapy. Radiology 273：194-201, 2014

19) Skukalek SL, Winkler AM, Kang J, et al：Effect of antiplatelet therapy and platelet function testing on hemorrhagic and thrombotic complications in patients with cerebral aneurysms treated with the pipeline embolization device: a review and meta-analysis. J Neurointerv Surg 8：58-65, 2016

20) Mocco J, Fargen KM, Albuquerque FC, et al：Delayed thrombosis or stenosis following enterprise-assisted stent-coiling：is it safe? Midterm results of the interstate collaboration of enterprise stent coiling. Neurosurgery 69：908-14, 2011

21) Matsumoto Y, Nakai K, Tsutsumi M, et al：Onset Time of Ischemic Events and Antiplatelet Therapy after Intracranial Stent-assisted Coil Embolization. JSCVD 23：771-7, 2014

22) Wakhloo AK, Linfante I, Silva CF, al：Closed-cell stent for coil embolization of intracranial aneurysms：clinical and angiographic results. AJNR Am J Neuroradiol 33：1651-6, 2012

23) Skukalek SL, Winkler AM, Kang J, et al：Effect of antiplatelet therapy and platelet function testing on hemorrhagic and thrombotic complications in patients with cerebral aneurysms treated with the pipeline embolization device：a review and meta-analysis. J Neurointerv Surg 8：58-65, 2016

24) Saatci I, Yavuz K, Ozer C, et al：Treatment of intracranial aneurysms using the pipeline flow-diverter embolization device：a single-center experience with long-term follow-up results. AJNR Am J Neuroradiol 33：1436-46, 2012

25) Colby GP, Lin LM, Gomez JF, et al：Immediate procedural outcomes in 35 consecutive pipeline embolization cases：a single-center, single-user experience J Neurointerv Surg 5：237-46, 2013

26) Becske T, Potts MB, Shapiro M, et al：Pipeline for uncoilable or failed aneurysms：3-year follow-up results. J Neurosurg Oct 14：1-8, 2016 [Epub ahead of print]

27) Heller RS, Dandamudi V, Lanfranchi M, et al：Effect of antiplatelet therapy on thromboembolism after flow diversion with the pipeline embolization device. J Neurosurg 119：1603-10, 2013

28) Monteith SJ, Tsimpas A, Dumont AS, et al：Endovascular treatment of fusiform cerebral aneurysms with the Pipeline Embolization Device. J Neurosurg 120：945-54, 2014

29) 日本脳卒中学会，日本脳神経外科学会，日本脳神経血管内治療学会：頭蓋内動脈ステント（脳動脈瘤治療用Flow Diverter）適正使用指針 2015年4月
http://www.jsts.gr.jp/img/fd02.pdf（2016年11月30日閲覧）

30) Delgado Almandoz JE, Crandall BM, Scholz JM, et al：Last-recorded P2Y12 reaction units value is strongly associated with thromboembolic and hemorrhagic complications occurring up to 6 months after treatment in patients with cerebral aneurysms treated with the pipeline embolization device. AJNR Am J Neuroradiol 35：128-35, 2014

31) 日本脳卒中学会，日本脳神経外科学会，日本脳神経血管内治療学会：頭蓋内動脈ステント（動脈硬化症用）適正使用指針 2013年12月
http://www.jsts.gr.jp/img/zugainai.pdf（2016年11月30日閲覧）

32) Derdeyn CP, Chimowitz MI, Lynn MJ, et al：Aggressive medical treatment with or without stenting in high-risk patients with intracranial artery stenosis（SAMMPRIS）：the final results of a randomised trial. Lancet 383：333-41, 2014

33) Yamagami H, Sakai N, Matsumaru Y, et al：Periprocedural cilostazol treatment and restenosis after carotid artery stenting: the retrospective study of in-stent restenosis after carotid artery stenting（ReSISteR-CAS）. J Stroke Cerebrovasc Dis 21：193-9, 2012

3 頭蓋内動脈ステントの可視化
（画像撮影）

神戸市立医療センター中央市民病院脳神経外科　**今村　博敏**

はじめに

　2010年のコイル塞栓術支援頭蓋内ステントEnterprise VRD（以下Enterprise, Codman & Shurtleff / Johnson & Johnson）の薬事承認以降，日本では多くの頭蓋内ステントの使用が可能になった．2017年1月現在，Enterpriseを含めて3種類の頭蓋内ステントの使用が脳動脈瘤に対して使用可能であり，2013年承認の動脈硬化性頭蓋内動脈狭窄症に対するWingspan（Stryker）や，2015年承認のFlow DiverterステントであるPipeline Flex（以下Pipeline, Covidien / Medtronic）も加わっている．また血栓回収機器の多くもステント型血栓回収機器であり，脳動脈領域でのステント型デバイスの占める割合は非常に高くなっている．

　これらの機器の共通の特徴として，ステントと血管壁との密着の有無が機器の性能を発揮するうえで非常に重要であることが挙げられる．留置型のステントと血管壁の密着不良は，留置後の血栓塞栓症の危険性を高めることが報告されており[1]，コイル塞栓術支援頭蓋内ステントではコイルの親動脈への逸脱を防ぐという主目的が果たせないことに直結する．また，Wingspanであれば再狭窄やステント閉塞の危険性が高くなり，Flow Diverterステントであれば治療効果の低下やエンドリークによる動脈瘤破裂の危険が残る可能性がある．

　一方，頭蓋内専用のステントは薄く細い金属で構成されておりX線透過性は総じて高いため，LVIS（MicroVention / Terumo），Pipeline, Trevo（Stryker）以外のステントは，不透過性マーカー以外のステントストラットを通常のX線撮影や透視下で視認することはできない．この治療の根幹にかかわるにもかかわらず，容易に視認することができないステントのストラットを可視化するために使用する画像診断法が，Flat Panel Detectorを検出器として備える高機能血管撮影装置によるコーンビームCTである．

　本稿では，頭蓋内ステントに必要なコーンビームCTの撮影方法と，見るべきポイ

ントについて，当院で使用しているPhilips社製DSA装置の画像を用いて紹介する．

コーンビームCT

コーンビームCTとは，被写体に円錐状のX線を照射して回転撮影を行い，3次元画像を作成する撮影方法であり，現在では多くのDSA装置に搭載されている機能である．2次元検出器を使用するため，従来のX線CT装置と比べると濃度分解能と視野サイズで劣るものの，血管内治療中の短時間での撮影，再構成が可能であり，確認した画像所見は治療の内容に影響を与えるほど重要な画像検査となっている．

1. 撮影条件

コーンビームCTの撮影に際して，まず撮影条件を決定する必要があるが，実際には各メーカーによって撮影条件は異なり，回転時間，撮影フレーム数，電圧，電流など，いくつかのパラメーターが用意されていて，目的に応じて選択する．さらにこれらの撮影条件が同様であっても，ワークステーションで再構成画像を作成する際の条件によっても得られる画像は異なってくるため，使用するDSA装置を用いていくつかの組み合わせを試す必要がある．

2. 造影剤濃度

次に重要な要素は造影剤の濃度である．造影剤濃度はステントの種類によって変更する必要がある．頭蓋内ステントを描出するにあたって最も重要なことは，血管壁との密着であり，このためにはステントとともに血管の描出が必須であり，必ず造影剤を必要とする．造影剤の濃度が低いほどステントストラットは見やすくなるが，血管の情報は乏しくなる．逆に造影剤の濃度が高いとステントストラットと血管のコントラストがつきにくくなるため，Enterpriseであれば7倍希釈（1 mL/sec），Neuroform EZ（以下Neuroform, Stryker），LVIS／LVIS Jr.（MicroVention／Terumo）では5倍希釈，Pipelineでは3倍希釈がわれわれの施設での至適濃度である（図1, 2）．

注意すべき点はこれらの濃度はインジェクター（シリンジ）内の造影剤の濃度であって，実際には内頸動脈であれば，動脈の血流は3〜4 mL/secであると考えられるため，体内でステントに到達する濃度は3〜4倍薄まっていることになることである．

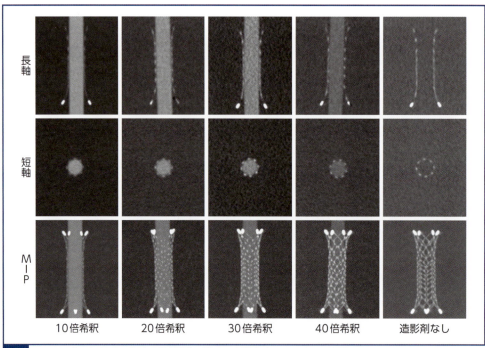

図1 コーンビームCTにおける造影剤の濃度の影響（ファントム実験）
造影剤の濃度が高いとステントの描出が不良になり，造影剤の濃度が低いとステントと造影剤のコントラストがつきにくくなる．

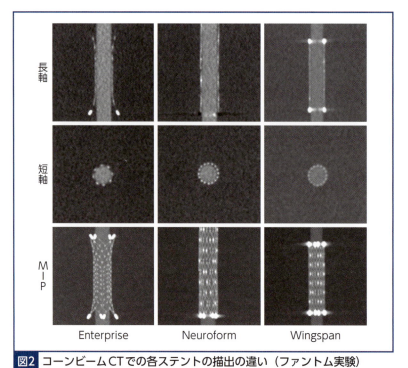

図2 コーンビームCTでの各ステントの描出の違い（ファントム実験）
造影剤の濃度を30倍希釈として各ステントのコーンビームCTを撮影しているが，それぞれのステントでストラットと造影剤のコントラストのつき方が違うことがわかる．

3. 位置決め

撮影時の位置決めも注意を払わなければならない．コーンビームCTは回転中心の画質が低下する欠点があるため，関心領域を回転の中心から少しだけずらす必要がある（図3）．また回転軸と垂直方向の解像度は低下するため，ステントが回転軸と垂直面に平行になるときは，首を少し傾けるなどの工夫が必要となる（図4）．その他にも，コイルと回転平面が近づけば，コイルのアーチファクトの影響を受けるため，頭の角度を変えて影響を受けにくくする必要がある（図5）．

4. 画像評価の手順

画像の評価の手順として，まずMIP画像で3次元的な立体構造を把握する．ステントの屈曲などは，これのみで評価が可能である．さらに，この3次元画像を用いてステントのaxial断面像と，sagittal断面像を作成し，厚みのないslab像でステントの状態，血管壁との密着の程度をより詳細に評価することが可能である．

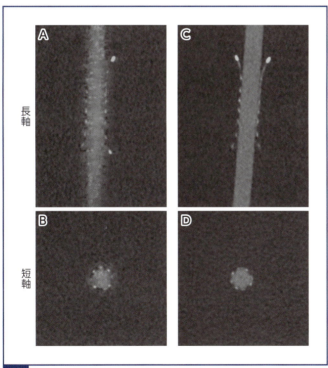

図3 コーンビームCTにおける回転中心の影響
回転の中心（A, B）と，回転の中心から少しずらした位置（C, D）でのコーンビームCTの比較．回転の中心に被写体を置く（A, B）と，画像の解像度が低下する．

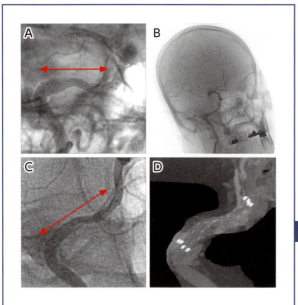

図4 コーンビームCT撮影の工夫
Aの矢印と平行な方向の構造物の解像度がコーンビームCTでは低下するため，B（弱拡大），C（強拡大）のように少し頭を傾けて撮影すると，Dのような画像を作成できる．

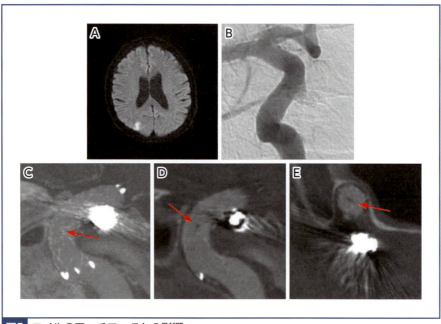

図5 コイルのアーチファクトの影響
A：ステント支援コイル塞栓術4年後に脳梗塞を発症した．
B：DSAでは異常所見は認めなかった．
C：コイルのアーチファクトの影響を受けにくい角度でコーンビームCTを撮影すると，ステントの屈曲があることわかる．
D，E：ヒストグラムを調整すると，ステントストラットに血栓が付着していることが描出できる．

コイル塞栓術支援用頭蓋内ステント

　コイル塞栓術支援用頭蓋内ステントの登場により，コーンビームCTの有用性が注目されるようになったと言っても過言ではない．現在使用可能なステントはclosed-cellタイプであるEnterprise，LVIS，そしてopen-cellタイプのNeuroformである．LVISは螺旋状にタンタルワイヤーが編み込まれているため，X線透視下でもこのタンタルワイヤーのみ視認可能であるが，EnterpriseとNeuroformはナイチノールのチューブを切り出したlaser cutステントで両端のマーカーしか視認できず，ステントのストラットは観察不能である．われわれのコーンビームCTの使用方法を紹介する．

1. ステント留置後

　まずステントを留置した後にコーンビームCTを撮影する．コイルを留置する前であれば，コイルのアーチファクトの影響を受けることがないため，撮影は容易である．ステントと血管壁の密着，ステントの屈曲の有無を評価することが主な目的であるが，最も重要なことは動脈瘤ネックとステントの関係である．

　Closed-cellタイプのステントは，屈曲した血管壁の内側に沿って展開され外側壁までステントが展開されていないことや（図6A），屈曲した血管壁の外側壁に沿って展開され，ステントが折れ曲がって内側壁との密着が不良になることがある（図6B）．その結果として，最大の目的である動脈瘤ネックのカバーが不十分になってしまうことがある．これを治療中に認識しておくことが重要で，コイル挿入時のコイルの挙動をあらかじめ予測することが可能となり，コイルが動脈瘤外に逸脱したときに，コイルが密着の良いステントのjail腔に押し出されている状態を見ているのか，それともステントが浮いている状態のjail腔，すなわち正常血管内に逸脱しているのかを容易に把握することができる．

　また，jailing法では先に誘導したコイル塞栓用のマイクロカテーテルに干渉してステントが完全に開かないことがある．特にclosed-cellステントでは影響を受けやすいので注意を払うべきである．

　そして，コイル塞栓が終わってマイクロカテーテルを抜去すると，ステントが開いて動脈への密着が得られる可能性もある．評価は困難であるが，治療後のコーンビームCTでその変化を観察するとよい．

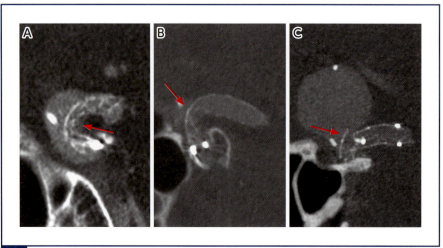

図6 ステントのmalposition
A：屈曲血管外側壁の密着不良．
B：ステントの屈曲．
C：屈曲部外側の動脈瘤内へのステントストラットの突出．

2. Open-cellタイプステント

　Open-cellタイプのステントでは密着不良が起こることは稀であるが，動脈瘤が親血管の外側壁に存在していると，ステントストラットが開いてしまい動脈瘤内に逸脱することがある（図6C）．動脈瘤内にコイルを挿入したときにこのストラットにコイルが引っかかるような挙動を示すことがあり，コイル挿入前に把握しておけば適切に対処しトラブル時も慌てることなくコイルを挿入することができる．動脈瘤が内側壁にあるとストラットは重なって母血管内に突出することがある．その程度によっては血流が阻害されることがあるため，注意を払わねばならない．

3. コイル挿入後

　コイルを挿入後，実際に留置したコイルがステントとどのような関係になっているのか，特にトランスセル法でコイルを留置せざるを得なくなったときは，コイルがどこにあるかを観察することが重要である．ただし，コイルが留置されたことによりアーチファクトの影響を受けるため，工夫が必要である．

　コイルのアーチファクトを軽減する再構成条件（metal artifact reduction）も用意されているが，ステントストラット自体の描出は低下してしまう（図7）．一方，ステントストラットは描出できなくなるが，3D-RA（rotation angiography）もコイル

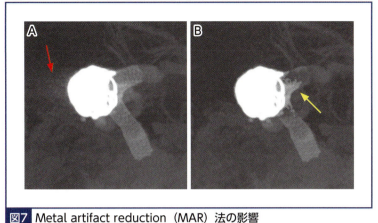

図7 Metal artifact reduction（MAR）法の影響
A：通常のコーンビームCT．B：MARを追加したもの．
Bのほうがコイルのアーチファクトは軽減できているが，ステントストラットの描出が不良になっている．

とステントの関係を評価するときには有用である．3D-RAは，コイルのアーチファクトの影響は少ないがステントストラットの観察は困難であり，基本的には，コイルの形状からステントストラットとの関係を予想する方法である．

最終的に行う画像処理は，Philips社製のDSAであればoverlay法と呼ばれている画像を重ね合わせる方法である．他社でも同様の機能を実装している．まずコイル留置後にコイルの単純3D-RA画像を撮影する．この画像に，コイル留置前に撮影したコーンビームCT画像を重ね合わせることが可能である．周囲の骨構造を指標にある程度は自動で重ね合わせられるが，実際にはマニュアルでの位置合わせが必要になるため，即時に画像を作成することはできない．またステントストラットの情報はあくまでもコイル挿入前の情報であるため，コイル挿入時にステントの変形や位置ずれが生じていないことを前提とした画像であることに留意する必要がある（図8，9）．

またコイルが留置されていても，先述したように回転平面がコイルから離れている部分であれば，単純なコーンビームCTでステントストラットが描出できるため，必要に応じて患者の頭の角度などを工夫して撮影することも必要である（図5）．

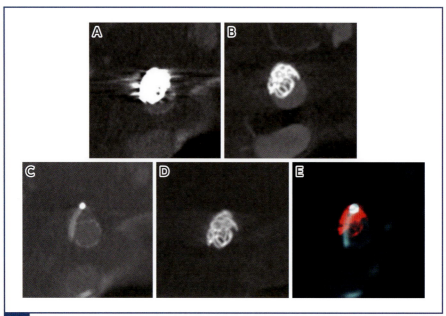

図8 各画像の比較
コイル塞栓術後のコーンビームCTでは，アーチファクトの影響が強く，コイルとステントとの関係が不明瞭になる（A）．3D-RA（B）であると，血管内にコイルが突出できていることはわかるが，ステントのストラットは描出されない．コイル留置前のステントのコーンビームCT（C）と，塞栓術後のコイルの単純3D-RA画像（D）をoverlayさせることで，コイルがステント内に突出していることがわかる（E）．

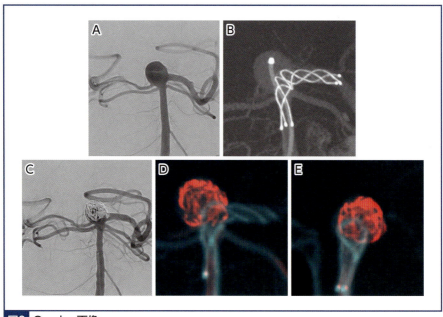

図9 Overlay画像
A：未破裂脳底動脈瘤．
B：ステント留置直後のコーンビームCT．
C：左P1に突出したコイルに血栓の付着が疑われる．
D, E：Overlay画像を撮影すると，コイルがステント内腔に突出していることがわかる．

頭蓋内動脈狭窄ステント

　薬事承認されている機器はナイチノール製の自己拡張型open-cellタイプのWingspanだけであり，種々の材質で作られているバルーン拡張型の冠動脈用ステントがこれまでに多く使用されている．最近は前述したコイル塞栓術支援用ステントが留置されることもある．対象とする血管径が細径であることが多く，ステント留置後の状態の把握が必須であり，脳動脈瘤コイル塞栓術支援用ステントと同様の方法で，ステント留置後にコーンビームCTを撮影する．

　頭蓋内動脈は細く，最も危惧されることは再狭窄，ステント閉塞である．そのためにも確保できた血管径の評価は重要である[2]．頸動脈ステントであれば血管内超音波（intra vascular ultra sound：IVUS）を用いて評価することが可能であるが，頭蓋内動脈に現在のIVUS機器を誘導することは危険で，ましてステント留置後に使用することはまずないため，コーンビームCTでの評価が必要である．ステント内腔径を評価するだけであれば，造影剤なしのコーンビームCTでも可能である．造影剤を使用すればステントと血管との密着性，ステント内の血栓の存在も把握することができる．治療後のフォローアップ時には新生内膜の増生の程度と実際の内腔径が測定可能である（図10）．

Flow Diverterステント

　Flow Diverterステント留置後のコーンビームCTの撮影は，治療の成功に大きく影響することに異論を唱える者はいない．Flow Diverter治療では，コイルの留置を併用することが少なく，また血管径が太く，ステントストラットの視認性も比較的高いため，留置後に撮影するコーンビームCTで多くの情報を得ることが可能である．Flow Diverter治療においてステントの密着不良は，血栓塞栓症の危険性はもちろんのこと，動脈瘤の血栓化が思うように得られない悪影響，さらにはエンドリークによる動脈瘤破裂につながる危険にもつながるため，十分に評価しなければならない．

　われわれは，まずFlow Diverterステントを留置した直後，現在使用可能なPipeline

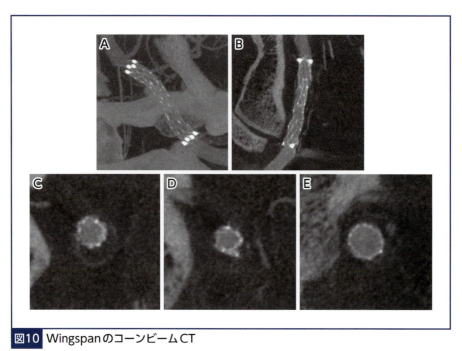

図10 WingspanのコーンビームCT
A：MIP画像，B：Sagittal断面像．
C-E：Axial断面像．ステント遠位端（C）で石灰化病変の中にステントが留置されていることがわかる．最狭窄部（D）の拡張も良好で，近位端（E）でもステントの密着が良好であることがわかる．

であればMarksman（Covidien / Medtronic）マイクロカテーテルでステント内腔を確保した状態で，コーンビームCTを撮影している．Marksmanによる解像度への影響はほとんど気にならない程度である．そして密着不良の有無をステントの全長にわたって評価する．先述したように全体の3次元画像を参考にしながら，2方向のslab画像を見て密着不良の有無を確認する．血管の屈曲に応じて，断面像の方向を適宜変更しながら評価する必要がある（図11）．

密着不良があれば，その部位を中心に血管形成術を追加して，ステントを血管壁に密着させる．Flow Diverterを連結した場合の連結部の評価も重要で，コーンビームCTの結果で必要に応じて血管形成術を追加する．最後にコーンビームCTで再度密着の評価を行って，治療を終了している．

おわりに

多くのステント型機器の登場により，脳血管内治療は近年急激に進歩を遂げている．

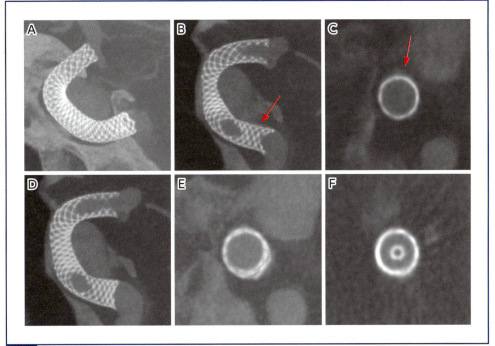

図11 PipelineのコーンビームCT
　A：MIP画像.
　B, C：ステントの近位端に密着不良があることがわかる（矢印）.
　D, E：PTAを追加することで密着が良好になった.
　F：マイクロカテーテルが挿入された状態でもPipelineのコーンビーム撮影は十分に可能である.

　これまで治療が困難であった動脈瘤が，血管内治療により治療できる時代がやってきたが，頭蓋内ステントは血流のある正常血管内に異物を置く治療であり，ステントが長期間血流にさらされ抗血小板薬の長期投与を余儀なくされ，長期の経過観察後でも血栓塞栓症を経験することがある．今後も新たな脳動脈瘤用塞栓デバイスが使用可能になることが予想されており，コーンビームCTを用いた画像診断技術の開発が必要である．

引用・参考文献

1) Heller R, Calnan DR, Lanfranchi M, et al：Incomplete stent apposition in Enterprise stent-mediated coiling of aneurysms：persistence over time and risk of delayed ischemia events. J Neurosurg 118：1014-22, 2013
2) Kornowski R, Fort S, Almagor Y, et al：Impact of vessel size, lesion length and diabetes mellitus on angiographic restenosis outcomes：insights from the NIRTOP study. Acute Card Care 10：104-10, 2008

4 頭蓋内動脈ステントの流体解析

東京大学脳神経外科 **庄島 正明**

はじめに

　現在の頭蓋内ステントは，脳動脈瘤の治療に用いられるものと頭蓋内動脈狭窄に対して使用されるものに分類される．脳動脈瘤に対する血流解析は広く知られているが，近年は動脈の狭窄性病変に対しても血流解析が行われるようになってきた．ここでは，脳動脈瘤と頭蓋内動脈狭窄に対する血流解析に関する知見を概説する．

脳動脈瘤におけるステントと流体解析

　脳動脈瘤に対するステントは，2種類ある．1つはネックブリッジステントで，もう1つはFlow Diverterである．ネックブリッジステントは，ワイドネック症例に対する瘤内コイル塞栓術において，コイルを瘤内に保持し，母血管に突出してくるのを防ぐ目的で使用される．ステントアシストは，バルーンアシストと比較して，体積塞栓率（volume embolization rate：VER）や治療直後の塞栓状態を必ずしも改善させないにもかかわらず，再開通率を半分以下にするという[1]．

　ステントは，たとえネックブリッジ用であったとしても，動脈瘤内の血流に何らかの好都合な変化をもたらすのではないかと推測されている．ステントが動脈瘤内の血流を変化させる仕組みとして，ステントのストラットが血流を妨げるというものと，血管が直線化することで瘤内に血流が入りづらくなるという2つのメカニズムが想定されている．

1. ストラットによる血流の変化

　ネックブリッジステントのストラットはそれほど密に配置されておらず，各々のス

トラットの間隔は1〜2 mm程度ある（図1）．このため，ネックブリッジステントが留置されても，実際に動脈瘤入口部で血流に対して障害物となっているストラットの数はそれほど多くはない．

　ステントのストラットが流れをどのように変化させているかを理解するために，速い流れの河川にいくつかの柱（橋脚）が立っているところを想像してもらいたい（図2）．流れの大部分は柱の影響を受けないが，一部の流れは柱に衝突し，そこでエネルギーの一部が失われる．また，柱に衝突した後は流れはスプリットされて方向を変え，柱の後方では渦が出現する．つまり，まっすぐに整った流れ（laminar flow）は，柱を通過することでさまざまな方向の流れが混在した乱れた流れ（disturbed flow）となり，流れが撹拌される．柱が存在することで，エネルギーの損失と流れの撹拌が

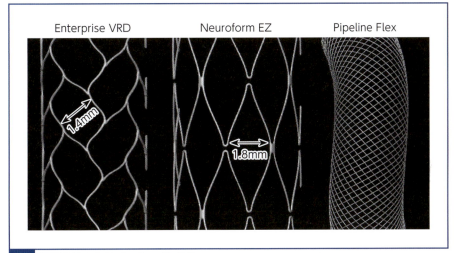

図1　各種ステントのメッシュサイズ
Enterprise VRD，Neuroform EZ，Pipeline Flexの3種のステントをマイクロCTで撮像し，メッシュサイズを計測すると，Enterprise VRDは2.4mm×1.4mm，Neuroform EZは4.0mm×1.8mm，Pipeline Flexは0.24mm×0.18mmだった．

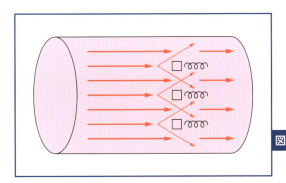

図2　ステントストラットが血流に及ぼす影響
ストラットにより流れはスプリットされ渦が出現する．その結果，流れが撹拌される．

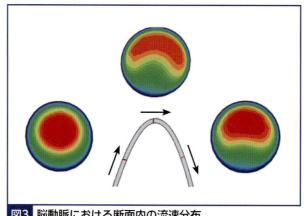

図3 脳動脈における断面内の流速分布
脳動脈内では血流は層流状態にある．断面内の流速分布をみると，流れの速い部分と遅い部分が秩序を保って分離して存在している．ステントはこのような速い部分と遅い部分を撹拌して，均一化する作用があると推測される．

生じる．

　脳の動脈における流れは，一般的に層流状態にあると考えられていて，流れの速い部分と遅い部分が分離して存在している（図3）．このような構造を保ちながら動脈瘤に流入していくため，動脈瘤の入口部では流速が大きい．しかし，動脈瘤の入口部にステントのストラットが存在すると，血流のエネルギーの一部がステントのストラットで吸収されるのに加えて，速い流れと遅い流れが撹拌されて，動脈瘤入口部におけるピークの流速が低下する．これらの効果が合わさって塞栓術後の再開通が起こりづらくなる方向に作用するのではないかと推測される．

2. 血管の直線化による血流の変化

　母血管の屈曲が強いほど，動脈瘤に流入する血流が増加して，瘤内の血流速度が上昇するであろうことは直感的に理解可能だと思われるが，理屈で説明すると次のようになる（図4）．

　血管の屈曲が強い場合，動脈瘤の入口面と血流進行方向は垂直に近づくが，このとき，血流は慣性の法則に従って瘤内に流入していく．その流入する血流の運動エネルギーは，速度の2乗に比例する（$E = 1/2 mv^2$，E：エネルギー，m：質量，v：流速）．一方，血管がほぼまっすぐになっている場合は，動脈瘤の入口面と血流の進行方向は平行になっており，慣性の法則に従って瘤内に向かう血流はほぼゼロである．しかし，血液の粘性（摩擦力）によって，母血管の血流に引きずられるようにして瘤内に弱い

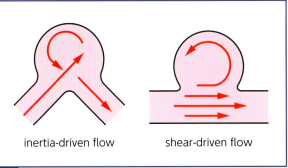

図4 血管の屈曲と血流の流入様式

屈曲が強い場合は母血管の血流が直接動脈瘤内に流入する（inertia-driven flow）．まっすぐの場合は，血流の摩擦力によって発生した微弱な瘤内の旋回流が間接的に瘤内に血流を引き込む（shear-driven flow）．

　旋回流が出現し，それが母血管から若干の血流を瘤内に引き込むことで瘤内に血液が流入するようになる．慣性に従う瘤内への力強い流入はinertia-driven flow，母血管の血流の摩擦力によって生じる瘤内への弱い流入はshear-driven flowと呼ばれている．とある研究のデータでは，inertia-driven flowはshear-driven flowの1,000～10,000倍のパワーがあるという．

　屈曲した血管を直線化させるということは，瘤内に流入する血流の中でinertia-driven flowの成分をshear-driven flowの成分に転じることによって動脈瘤内への流入パワーを減少させると言える．

3. ストラットの効果と直線化の効果の比較

　ネックブリッジステントのフローダイバージョン効果に関して，ストラットの効果と血管直線化の効果に分けて検討された興味深い研究がある[2]．この研究ではside-wall aneurysmに対してEnterprise VRD（Codman & Shurtleff／Johnson & Johnson）が留置された16症例に対してCFD（computational fluid dynamics，数値流体力学）シミュレーションが行われ，ストラットの効果と血管直線化の効果の両方を考慮すると，瘤内の血流速度は32.6％低下していたという．ステントが留置される前の血管形状を利用してCFDシミュレーションが行われ，ステントの有無のみを考慮して瘤内の血流速度が比較されたところ，ストラットは瘤内血流速度を23.1％低下させていた．一方，ステント留置前の血管形状とステント留置の6カ月後に撮像された血管形状を利用し，血管直線化の有無のみが考慮されてCFDシミュレーションを行うと，血管が直線化されることにより瘤内の血流速度は9.6％低下していたが，血管直線化によ

る効果は症例ごとのばらつきが多く，血管が直線化することで瘤内の血流速度が増加していた症例が2例あった．

4. Flow Diverter

ネックブリッジステントはコイルを瘤内に保持することを目的とした頭蓋内ステントであるにもかかわらず，ストラットと血管直線化の相加効果により瘤内の血流速度を30％程度低下させる効果があった．そこで，さらなる瘤内の血流速度低下を期待するために，より空隙部分が小さくなったステントがFlow Diverterとして開発された（図1）．Flow Diverterの構造とそれによる効果を理解するためのキーワードとして，porosityとfilament diameterが重要である[3]．

A) Porosity（空隙率）

Flow Diverterは多数の金属製のフィラメントが編み込まれて作成されており，ステントの表面は金属の部分と空隙の部分に分けられる．ステントの表面積に対して金属の占める面積の割合は金属被覆率（metal coverage），空隙の割合は空隙率（porosity）と呼ばれる．金属被覆率と空隙率は相補的な関係にあり，両者を合計すると100％になる．

Porosityは低いほど血流遮断効果は高くなるが，分岐血管や穿通枝の血流障害のリスクは増加する．また，porosityが低いステントでは金属量が多いため，柔軟性が損なわれてデリバリー性能が良くない．このため，Flow Diverterは，血流を遮断できるように十分にporosityを低下させつつ，分岐血管や穿通枝の開存性やデリバリー性能を損なわないように十分に高いporosityを設定しなけれならない．

動脈瘤内の血流速度を十分減らすためには，どの程度までporosityを低下させればよいのかに関して興味深い実験結果が報告されている[4]．シリコンで作成された単純な回路を用いて，さまざまなporosityのステント（87％，74％，63％，45％）が瘤内血流速度に対してどのように影響を与えるか実験を行ったところ，porosityが74％のステントと63％のステントの間で劇的な血流減少効果の差が認められたが，porosityが63％のステントと45％のステントではそれほど差はなかった（図5）．このため，分岐血管・穿通枝血管を温存しつつ，十分な血流遮断効果を有する最大のporosityとして，63％前後が選択されてステントが設計されてきた．

B) Filament diameter（素線径）

Enterpriseステントのmetal coverageは10％であり，3〜4つのステントをオーバーラップさせるとFlow Diverterと同等のmetal coverageが得られる．また，LVISス

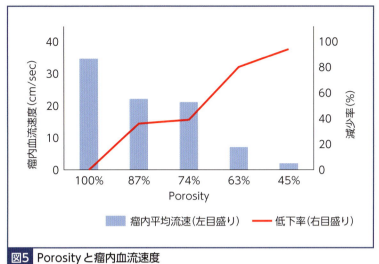

図5 Porosityと瘤内血流速度
Porosityが低下するに伴って瘤内の血流速度は低下していく．特に，porosityが74％と63％のところで劇的な変化が認められる．porosity 100％とは，ステントが留置されていない状態のことである．
（文献4をもとに改変）

テント（MicroVention / Terumo）のmetal coverageは23％であるため，2つのステントをオーバーラップさせるだけで，metal coverageはFlow Diverterを超える．3症例を対象としたCFDを用いた研究[5]によると，LVISが1つ留置されると瘤内の血流速度は21％低下し，Pipeline（Covidien / Medtronic）が1つ留置されると33％低下するのに対して，LVISを2つオーバーラップさせると41％も低下したという．つまり，LVISをオーバーラップさせたほうがフローダイバージョン効果が大きいという研究結果も報告されている．

ただ，この研究結果は慎重に判断せねばならない．もしこの研究結果が正しいとすると，外側にLVIS，内側により目の細かなステントが重ねられているFRED（MicroVention / Terumo）はPipelineとは比較にならないほどの優れたフローダイバージョン効果を有していることになるが，実際のところ，FREDとPipelineの間にそれほどの優劣は報告されていないという点で現実と解離しているように思えるからだ．

ステントをオーバーラップさせてporosityを減らすだけでFlow Diverterと同様の効果が得られるのだろうか？

Flow Diverterの効果がporosityだけに左右されているのではないことを示す興味深い研究を紹介したい．その研究では[6]，3種類の直径を有する素線（178μm，153μm，127μm）でporosityが76％に統一されたステントが作成され，実験用回路の中で流体力学的実験が行われた．すると，いずれのステントもporosityは同一であるにもか

表1 各種ネックブリッジステントとFlow Diverterのporosityとfilament diameter

	Porosity	Filament diameter
Enterprise VRD	90%	78μm
Neuroform EZ	89%	67μm
LVIS Jr.	82%	60μm
LVIS	77%	60μm
Pipeline Flex	65〜70%	30μm
FRED	56〜67%	29μm

かわらず，フィラメントが細くなることで，瘤内の血流速度は20〜30％程度低下した．一定の金属量が用いられてステントが作成される場合，フィラメント径が細くなれば，より多数のフィラメントでより目の細かなメッシュを有するステントが作成される．この研究では，porosityが同じであれば，細いフィラメントで作成されたメッシュサイズの小さいFlow Diverterのほうが瘤内血流速度を低下させる効果が高い可能性があることが示唆された．

　ネックブリッジステントの素線径がおよそ70μmであるのに対して，Flow Diverterとして設計されたステントの素線径はおよそ30μmである（**表1**）．やはり，ネックブリッジステントとFlow Diverterとしてデザインされたステントでは，porosityだけでなくfilament diameterにも大きな違いがあり，単にオーバーラップさせるだけでは越えられない質的な差が存在するように思われる．

5. Flow Diverterの効果

　臨床例の3次元画像をもとにFlow Diverterが留置されたCFD解析では，瘤内の血流速度は約40％程度低下し，動脈瘤壁に作用するせん断応力（wall shear stress：WSS）は55％程度低下すると報告されている（**表2**）[5, 7]．これらのCFD解析では，血管の直線化の影響は無視されている．純粋にストラットによるフローダイバージョン効果のみをネックブリッジステントと比較すると，Flow Diverterの瘤内の血流速度を低減させる効果はネックブリッジステントの2倍程度あるように思われる．

表2 Flow Diverterの瘤内流速に対する影響

報告者	症例数	瘤内流速	WSS
Kulcsar, et al	8症例	43%↓	59%↓
Wang, et al	3症例	33%↓	46%↓

WSS：wall shear stress，壁面せん断応力

頭蓋内動脈狭窄における流体解析

　血管の狭窄率は，最も狭窄が強い部位における血管径と，その近位側の正常にみえる部位の血管径から算出される．しかし，同じ狭窄率を有する病変であっても，短い狭窄と長い狭窄では血流に対する影響が異なるだろう．このような血流に対する影響を考慮した狭窄病変の重症度評価がCFDの手法を用いて行われつつある．

　流体解析を応用して冠動脈狭窄の重症度を評価する指標として，FFR_{CT}を紹介したい[8]．FFR_{CT}のもととなるFFR（functional flow reserve）とは狭窄がどの程度血流を阻害しているかを反映する指標で，カテーテル検査中に狭窄の遠位と近位の血管内圧をプレッシャーガイドワイヤーで計測することで算出される（狭窄遠位部圧／近位部圧）[9]．つまり，FFRとは狭窄の前後でどれだけ血管内圧を低下させているかを表す指標である．狭窄部前後での圧力低下は工学領域では圧力損失と呼ばれていて，CFDで容易に算出できる．このFFRをカテーテル検査を行わずに冠動脈3D-CTを用いてCFDで非侵襲的に算出しようとしたのがFFR_{CT}である．単純な指標であるが，直感的に理解しやすく，臨床試験で有用性が実証されている[10]．本邦でも，FFR_{CT}を算出する血流解析システムが循環動態解析プログラムとして2016年9月に製造販売承認を受け，冠動脈狭窄の治療適応判断に臨床で広く使用され始めようとしている．

　頭蓋内動脈狭窄に対しても同様の試みが行われつつある．1年後に6例に同側灌流領域の再発が確認された症候性頭蓋内動脈狭窄（70～99％）の32症例を対象に，再発に寄与した因子がCFDで算出されるパラメーターを含めて解析したところ[11]，HbA_{1c}値に加えてvelocity ratio（CFDで算出された最狭窄部の流速と狭窄近位部の流速の比）が統計学的に有意な因子であったという．喫煙，LDLコレステロール，DSAで計算された狭窄率は，統計学的には有意な因子ではなかった．また，冠動脈狭窄におけるFFR_{CT}に相当するpressure ratio（狭窄遠位と狭窄近位の血管内圧の比）も解析モデルに含まれていたが，再発とは関連していなかった．その理由として，シミュレーションに用いた境界条件として，狭窄遠位部の流速を一律に60 cm/secとしたのが問題であったのではないかと推測されている．今後，シミュレーションに用いるパラメーターが最適化されれば冠動脈狭窄と同様の結果が得られる可能性がある．

　管径から計算される狭窄率は簡便で今後もその有用を失わないパラメーターと思われるが，手術適応の判断などには，より一歩進んだ狭窄病変の評価としてCFDが用

いられた狭窄パラメーターの有用性が期待される．狭窄部の解剖学的形状は比較的単純であるため，動脈瘤のCFDよりもかなり作業コストが低いため，3D-CTAが行われると自動的に算出するようにすることも不可能ではないと思われる．

まとめ

以上，脳血管におけるステントに関連した流体解析に関する知見を概説した．流体解析により臨床判断に有用な所見も蓄積されてきた．日常臨床に導入できるような体制がいち早く構築されるのが期待される．

引用・参考文献

1) Piotin M, Blanc R, Spelle L, et al：Stent-assisted coiling of intracranial aneurysms: clinical and angiographic results in 216 consecutive aneurysms. Stroke 41：110-5, 2010
2) Kono K, Shintani A, Terada T：Hemodynamic effects of stent struts versus straightening of vessels in stent-assisted coil embolization for sidewall cerebral aneurysms. PLoS One 9：e108033, 2014
3) Shojima M：Basic Fluid Dynamics and Tribia Related to Flow Diverter. JNET, 2016 ［epub ahead of print］
4) Augsburger L, Farhat M, Reymond P, et al：Effect of flow diverter porosity on intraaneurysmal blood flow. Klin Neuroradiol 19：204-14, 2009
5) Wang C, Tian Z, Liu J, et al：Flow diverter effect of LVIS stent on cerebral aneurysm hemodynamics: a comparison with Enterprise stents and the Pipeline device. J Transl Med 14：199, 2016
6) Lieber BB, Livescu V, Hopkins LN, et al：Particle image velocimetry assessment of stent design influence on intra-aneurysmal flow. Ann Biomed Eng 30：768-77, 2002
7) Kulcsar Z, Augsburger L, Reymond P, et al：Flow diversion treatment：intra-aneurismal blood flow velocity and WSS reduction are parameters to predict aneurysm thrombosis. Acta Neurochir（Wien）154：1827-34, 2012
8) Zarins CK, Taylor CA, Min JK：Computed fractional flow reserve（FFTCT）derived from coronary CT angiography. J Cardiovasc Transl Res 6：708-14, 2013
9) Pijls NH, De Bruyne B, Peels K, et al：Measurement of fractional flow reserve to assess the functional severity of coronary-artery stenoses. N Engl J Med 334：1703-8, 1996
10) Norgaard BL, Leipsic J, Gaur S, et al：Diagnostic performance of noninvasive fractional flow reserve derived from coronary computed tomography angiography in suspected coronary artery disease：the NXT trial（Analysis of Coronary Blood Flow Using CT Angiography：Next Steps）. J Am Coll Cardiol 63：1145-55, 2014
11) Leng X, Scalzo F, Ip HL, et al：Computational fluid dynamics modeling of symptomatic intracranial atherosclerosis may predict risk of stroke recurrence. PLoS One 9：e97531, 2014

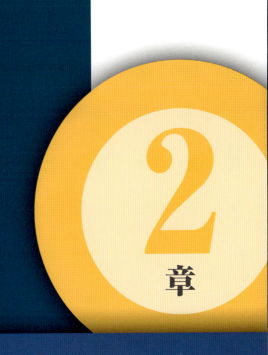

2章

各論：頭蓋内動脈ステントを用いた
治療の実際

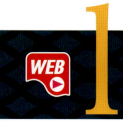

A コイル塞栓術支援用ステント
Enterprise VRD

新潟大学脳研究所脳神経外科　長谷川 仁

はじめに

　現在本邦で臨床使用が可能な脳動脈瘤ネックブリッジステントには，laser cut tube / closed-cell typeとしてEnterprise VRD（以下VRD：Codman & Shurtleff / Johnson & Johnson）が，laser cut tube / open-cell typeとしてNeuroform EZ（Stryker）があり，さらにbraided / closed-cell typeとしてLVIS / LVIS Jr.（MicroVention / Terumo）がある．これらのなかから本稿ではVRDについて，そのスペックと特性に関する基本的知識を整理し，安全かつ最大の効果を発揮するような誘導・留置方法を中心に，より実践的な観点から詳述する．

VRDの基本的なスペックと外観（表1，図1）

* 2017年1月現在，従来型のEnterprise VRD（以下，E1）と改良型のEnterprise VRD 2（以下，E2）の2種類が存在
* Laser cut tube / closed-cell stent
* ナイチノール製
* E1からE2への主な改良点
  - ストラットデザインの変更により最大拡張径が4.5 mmから5.0 mmに拡大
  - VRDマーカーバンドの材質がタンタルからプラチナタングステン合金に変更されたことにより，透視下でのフレア部の視認性が向上
* Neuroform EZ（laser cut tube / open-cell stent）との比較
  - 塞栓したコイルを瘤内に留める効果，いわゆるscaffolding effectは高い
  - 血管壁への密着性は劣る（E2はE1に比べ血管密着性の向上に期待）

表1 E1 / E2の主なスペック比較

	Enterprise VRD（E1）	Enterprise VRD 2（E2）			
ステントデザイン / 材質	Closed-cell / ナイチノール	Closed-cell / ナイチノール			
マーカーバンド材質	タンタル	プラチナタングステン合金			
誘導用マイクロカテーテル	Prowler Select Plus	Prowler Select Plus			
デリバリーワイヤー先端部	12mm tip / No tip	No tip			
イントロデューサーフラッシュホール / 材質	なし / PTFE	あり / PTFE			
最大拡張径	4.5mm	5.0mm			
フレア部最大外径	約7mm（E2と同等）	7.3mm			
表記VRD長	14 / 22 / 28 / 37mm（体外拡張時の長さ）	16 / 23 / 30 / 39mm（4mm拡張時の長さ）			
短縮後のVRD実際長	・E2（右記）と同等 ・長いVRDほど短縮率も大きい		@2.5mm	@3.0mm	@4.0mm
		16mm	16.3	16.1	15.7
		23mm	24.2	24.0	23.2
		30mm	31.6	31.2	30.2
		39mm	41.0	40.7	39.0

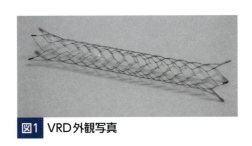

図1 VRD外観写真

適 応

　現在の日本国内における適応は，「外科的手術又は塞栓コイル単独のコイル塞栓術では治療困難なワイドネック型（ネック部が4mm以上又はドーム/ネック比が2未満）脳動脈瘤のうち，2.5～4mm径の親動脈に最大径7mm以上の未破裂脳動脈瘤を有する患者」であり，E1からE2へ移行しても変更はない．上記の条件を満たせば嚢状瘤でも解離瘤でも使用可能であるが，破裂例を含めた上記以外の動脈瘤に対して使用する際にはoff-label useとなるため，他に代替となる治療法を選択することが難しい，などの正当化される理由がない場合には使用を控えるべきである．また，抗血栓療法が禁忌の場合や，脳血管に高度の屈曲や狭窄がある場合，さらに脳血管攣縮例や重篤な金属アレルギーを有する患者に対しては適用禁忌とされている．

術前診断と治療計画

　前述の適応を踏まえ，術前評価を確実に行ったうえで治療計画を立てる．脳血管撮影を行ってアクセスルートのチェックと併せて動脈瘤のサイズとネック径，親動脈径を測定し（図2A），適応基準を満たしていることを確認することは言うまでもなく，さらに動脈瘤のネックを十分にカバーできる長さ（ネックの両端より少なくとも5mm以上長くカバーできるように，つまりネック径よりも10mm以上長いサイズ）のVRDを選択して治療することをあらかじめ想定しておくことが重要である．また，特にbifurcation typeの動脈瘤では，ネックがいずれの分枝により騎乗しているかを検討し，VRDを留置する血管のサイドを決定する（図2B）．本例（図5：症例2と同一）では左後大脳動脈とネックは明らかに分離しているのに対して，ネックの大部分が右後大脳動脈に騎乗していると判断し（図2B，矢印），VRDは右後大脳動脈から脳底動脈にかけて留置することを予定した．

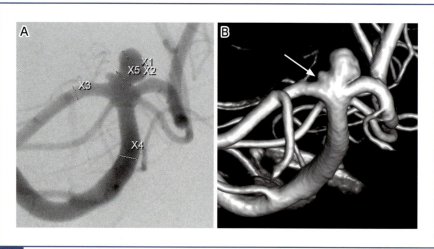

図2　治療計画
A：X3, X4を測定し，かつ留置予定のステント長を想定する．本例ではX3が2.5mm，X4が3.7mmであり，ステント長は23mmを留置する予定とした．
B：ネックは右後大脳動脈に騎乗している（矢印）．よってVRDは右後大脳動脈から脳底動脈にかけて留置することを予定した．

VRD（E2）誘導・留置の実際

1. 血管撮影装置のセッティングとワーキングアングル

　ステントアシストテクニックを併用する動脈瘤の治療を行う場合，留置する親血管を長軸および短軸（barrel view）で同時に観察する必要性が高いため，バイプレーン血管撮影装置が望ましい．モニターにどの画像をどの順序で表示するかは術者や施設ごとに異なるが，透視画像，ロードマップ画像，リファレンス画像などを同アングル，同拡大として表示するなど，混乱せずに冷静な手技の遂行が可能なように細かなところまで配慮すべきである．われわれの施設で動脈瘤塞栓術を行う際のモニターレイアウトを示す（図3）．

　ワーキングアングルの設定は手技を安全かつ円滑に進めるために大切なステップである．Side-wall typeの内頚動脈瘤（図4：症例1）およびbifurcation typeの脳底動脈先端部瘤（図5：症例2）の実例を示す．原則的には，バイプレーン血管撮影装置を用いて2方向のワーキングアングルを設定する．VRDの長軸と短軸をそれぞれ確認できる，すなわちVRDを留置するにあたり全長を確認しながら（図4B, D, F／図5A, C〜E），いわゆるbarrel viewにて（図4A, C, E／図5B, F）VRD内腔に突出するコイルの有無をチェック可能な2つの条件を充足するような角度を設定する点がポ

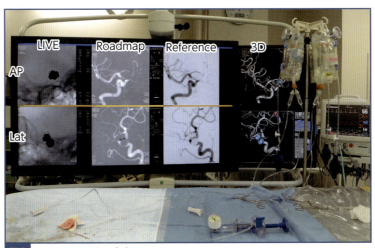

図3　モニターレイアウト

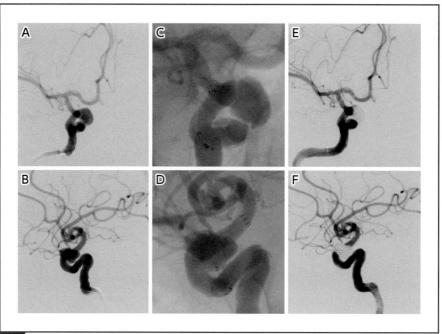

図4 症例1：内頸動脈瘤（右内頸動脈撮影）
A, C, E：Barrel view, B, D, F：ステント全長を観察可能な角度.
A, B：治療前, C, D：VRD留置, E, F：塞栓直後.

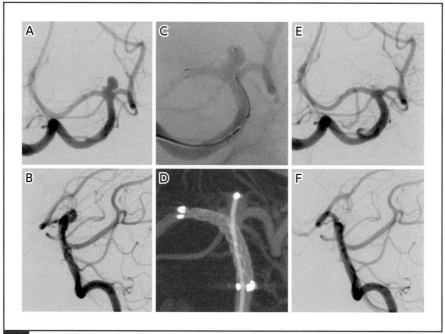

図5 症例2：脳底動脈先端部瘤（右椎骨動脈撮影）
A, C〜E：ステント全長を観察可能な角度. B, F：Barrel view.
A, B：治療前, C, D：VRD留置, E, F：塞栓直後.

イントである．ただし，barrel viewは親血管の走行角度次第では工夫しても設定不可能な場合がある．また，ステント留置時と瘤内塞栓時にそれぞれ異なるワーキングアングルを必要とする症例も時にあり，ステント留置後に面倒がらず再度設定し直すことが重要である．

2. ガイディングカテーテル

ガイディングシステムは，VRD誘導用マイクロカテーテルと動脈瘤コイル留置用マイクロカテーテルを同軸で誘導かつ造影が可能な6 Fr以上のカテーテルを選択する．中間カテーテルを用いる場合には，8 Fr以上のガイディングカテーテルを選択し，同軸に6 Fr中間カテーテル（現在国内ではCerulean DD6〔メディキット〕のみ）を進めた後，上記2種のマイクロカテーテルを誘導する．

3. マイクロカテーテル

VRD誘導用マイクロカテーテルは内腔0.021 inchのProwler Select Plus（以下，PSP：Codman & Shurtleff / Johnson & Johnson）を使用する．理論的には他にも誘導可能なマイクロカテーテルは存在すると思われるが，先端柔軟長と手元のシャフト部分のバランスから得られる末梢血管への到達性やサポート性などの点から，PSPが強く推奨される．VRDのデリバリーワイヤーは0.0195 inchであり，その先端部でVRDをプッシュするかたちでデリバリーする．先端形状については，ストレートまたはプリシェイプ（45°，90°，J型）を選択する．いずれの先端形状が望ましいかについては術者の好みによるところもあるが，PSPを誘導する際に動脈瘤の，特にdistal neck部分にカテーテル先端が干渉するようなケースではプリシェイプ型を選択するほうが望ましいと思われる．

ピットフォールとして，VRD誘導用マイクロカテーテル内腔との径差が大きすぎると，デリバリーの途中にカテーテル内でVRDが脱落する可能性が生じるため，内腔0.021 inchよりも大きなprofileのマイクロカテーテルは推奨できない．つまり「大は小を兼ねる」ことにはならないため，注意が必要である．

コイル留置用マイクロカテーテルについては，使用を予定するコイルのサイズや操作性などによりさまざまな選択肢があるが，本稿では詳細を割愛する．

POINT
大は小を兼ねない

VRD誘導用マイクロカテーテル内腔との径差が大きすぎると，デリバリー途中にカテーテル内でVRDが脱落するおそれがある．

4. マイクロカテーテルの誘導経路と順序（図6）

　実際の臨床では，ステントの内腔からストラットを貫通させてコイル留置用マイクロカテーテルを瘤内に誘導するtrans-cell techniqueよりも，瘤内へコイル留置用マイクロカテーテルを先に誘導しておいてからステントを留置するjailing techniqueによるステントアシストが施行されることが多いと考えられる．われわれの施設ではガイディングカテーテルに止血弁付きYコネクター（rotating hemostatic valve：RHV）を2つ連結して接続し"ダブルRHV"とし，直線的に挿入可能なRHVからVRD用PSPを誘導している（図6，矢印）．PSPを目的位置まで誘導後，別のRHVからコイル留置用マイクロカテーテルを挿入して瘤内へ誘導する．

5. VRDの留置方法

　誘導したPSPからガイドワイヤーを抜去し，同カテーテルのRHVにVRDのイントロデューサーを挿入する（E2ではイントロデューサーの中間位置にフラッシュホールが追加されたため，最初からイントロデューサー先端をハブに当ててフラッシュす

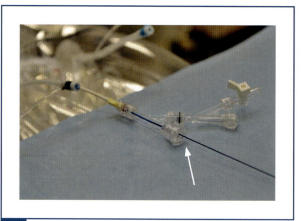

図6　RHVの接続方法
- 2つを接続して"ダブルRHV"にする．
- 直線的に挿入可能なRHVからVRD用PSPを誘導する（矢印）．

RHV：rotating hemostatic valve

ることが可能となった）．

　VRDをPSP先端部まで誘導し，PSP distalマーカーとVRD distalマーカーが重なることを確認後，右手でVRDデリバリーワイヤーをしっかりと保持し，左手でPSPをゆっくりと引きながらVRDを展開するが，実臨床では多くのケースでPSPを引いてdistalフレアが展開し始める際に，VRDを含めたシステム全体がproximal側に落ちてしまう現象に遭遇する．留置する血管の屈曲が強いほど落ちやすく，また治療対象の動脈瘤が大きい場合には瘤内にVRDがmigrateする原因となるため，展開開始時には細心の注意を払う必要がある．

　対策としては，留置予定部位よりもやや末梢部でディスタルフレアを展開させたのち，システム全体を引いて正確なpositioningを行い，その後右手を（わずかに押し気味に）保持したうえでゆっくりとPSPを引いて，全長にわたってVRDを展開するように心がけるべきである．こうすることで，システム全体が近位側に滑落する現象をある程度防ぐことが可能となる．その後プロキシマルフレアの展開を確認し，デリバリーワイヤーをゆっくりと抜いてPSP内に収め，PSPを抜去してVRDの留置を終了する．

　前述の症例1：内頚動脈瘤（図4）および症例2：脳底動脈先端部瘤（図5）におけるVRD留置の実際をそれぞれ動画にて示す（ WEB ①，②）．

6．VRDのリシース

　ひとたび展開し始めたら後戻りのできないNeuroform EZと異なり，VRDはrecapture limit pointまでの展開であればリシースが可能である．アクセスルートを含めて血管の屈曲が強い場合などでは，注意していてもVRDの展開中にシステムが急に滑落してしまい，予定していた部位に留置できないことがある．慌てずにいったんリシースして回収し，改めてPSPを誘導してトライすればよい．

VRD誘導・留置の応用

1．誘導における応用テクニック

　VRDはPSPが到達可能な部位であればいずれでも留置可能とされているが，実臨

床では比較的末梢部で血管の走行が急峻な場合などでPSPの誘導に難渋するケースに時々遭遇する．その場合，sheep technique[1]が有用なことがある．すなわち，塞栓用に使用予定のExcelsior SL-10（Stryker）などの追従性・到達性に優れたマイクロカテーテルを，操作性に優れたマイクロガイドワイヤー先行下にいったん急峻な部分を越えて誘導し，血管走行をストレッチさせることでPSPを誘導しやすくする方法である．ひとたびPSPが誘導できれば，最初に誘導したマイクロカテーテルを引き戻しつつ瘤内に誘導することによって，いわゆるexchange methodを使用することなくいずれのカテーテルも目的部位に誘導でき，以後jailing techniqueによる塞栓が可能である．血管の急峻な分岐が理由でPSPを誘導できない場合に試みる価値のある方法である．

> **POINT**
> **Sheep technique**
> PSPの誘導に難渋するケースでは，追従性・到達性に優れたマイクロカテーテルを，操作性に優れたマイクロガイドワイヤー先行下にいったん急峻な部分を越えて誘導し，血管走行をストレッチさせることで誘導しやすくする．

2. 留置における応用テクニック

VRDの欠点として，屈曲の強い血管に留置した場合の血管密着性の低下，いわゆるincomplete stent appositionがある．後述のsimple pull法で留置した場合，特に屈曲の強い部分でVRDがkinkしやすく，scaffolding effectが得られにくくなることや血栓塞栓性合併症の原因となることが示唆されている．これらの欠点を解決または改善させる方法としてpull & push technique[2]による留置法が有用である．すなわち，VRDを展開する際にPSPを引き戻す操作のみではなく，VRDのデリバリーワイヤーを押しながらPSPを引き戻すことによって，屈曲部にストラットをフィットさせながら展開する方法である．デリバリーワイヤーを押し続けるだけではなく，時にはやや引き気味にするなど，文字どおり"pull & push"しながら展開する「手加減」がtipsであり，血管の屈曲度合いや動脈瘤のネック位置の違いなどから当然その「手加減」は症例ごとに異なる．実際の手技中はVRD本体が透視下で確認できないため，血管にインコースとアウトコースがあることを意識しながら，VRDポジショニングマーカーがいずれのコースを辿っているかを確認して展開することが留置状態を推測する目安になる．

カテーテル類のハンドリングについて，われわれはpull & push techniqueを用い

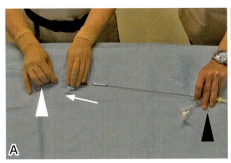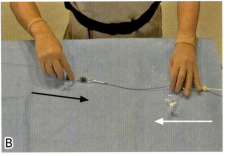

図7 4-hands法と2-hands法
A：4-handsによるsimple pull法.
右手でVRDデリバリーワイヤーを固定し（白矢頭），左手でPSPを引くことで（矢印）展開・留置する．助手がガイディングカテーテルを把持する（黒矢頭）．
B：2-handsによるpull & push法.
右手でVRDデリバリーワイヤーをプッシュし（黒矢印），左手でガイディングカテーテルを把持しつつPSPを引くことで（白矢印）展開・留置する．システム全体を引く動作をすることもある．

てVRDの留置を行う際には2-hands，つまり1人の術者で留置するほうが望ましいと考えている．一方，simple pull法は4-hands，術者2人でも十分可能である．経験の乏しい術者は上達するまで4-hands／simple pull法を基本としながら，屈曲部ではデリバリーワイヤーをややプッシュしつつPSPを引くようにすることで，同法でもある程度incomplete appositionを避けることが可能になると思われる（図7）．それぞれのテクニックについて，カテーテル治療シミュレーター（EVE：EndoVascular Evaluator，FAIN-Biomedical）を用いて行った．4-handsによるsimple pull法と2-handsによるpull & push法による留置の実際を示す（WEB ③，④）．

POINT
Simple pull法

初学者は4-hands／simple pull法を基本とする．屈曲部ではデリバリーワイヤーをややプッシュしつつPSPを引くようにすることで，incomplete appositionを避けることが可能である．

周術期管理

シンプルテクニックによるコイル塞栓術に比し，血管内に留置する金属量が多くなるSATにおいては，虚血性合併症の対策が必須であり，周術期における抗血栓薬の

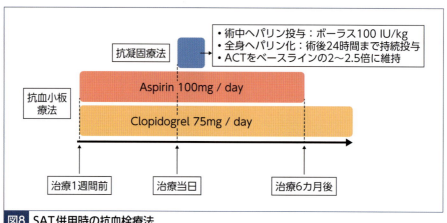

図8 SAT併用時の抗血栓療法

管理は極めて重要である．われわれの施設で行っている周術期抗血栓薬の投与方法を示す（図8）．クロピドグレルの効果については個人差が大きく，特に東アジア系の人種においてはhyporesponderの頻度が高いことがこれまでに指摘されてきたが，近年は中長期的投与によりdelayed conversionが起こり，むしろhyperresponderと考えられる患者が予想以上に多いことが報告されている[3]．VerifyNowによる血小板機能の評価が可能な施設では，術前術後にARU（Aspirin Reaction Units）およびPRU（P2Y12 Reaction Units）をそれぞれ測定し，薬剤の種類や投与量，投与間隔を症例ごとに調整することが望ましい．

なお，いつ抗血小板薬を減量すべきか，いつまで継続すべきか，という長期的な投与方法に関する明確な指針は今のところ存在しない．いくつかの報告があるが[4]いずれも後方視的検討であることから，現在本邦にて前向き試験"DAPT ACE（Dual AntiPlatelet Therapy for Stent Assisted Treatment of Cerebral Aneurysm：ステント支援脳動脈瘤治療における2剤抗血小板薬投与の効果と安全性に関する多施設共同ランダム化比較試験）"の登録が開始され，近い将来に有用なエビデンスが確立されることが期待される．

中長期治療成績

VRD留置後の塞栓状態[5]は治療直後から時間の経過に伴って改善するとした報告が多く，われわれの施設における検討結果も同様であり，塞栓術1年後に有意な改善

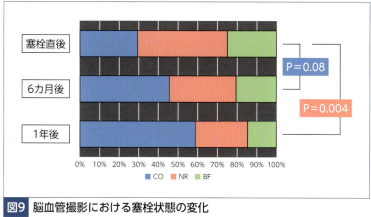

図9 脳血管撮影における塞栓状態の変化
Raymond分類による評価（n = 34）　　（平均フォローアップ期間：15.3カ月）

が見られた（図9）．塞栓術中は，VRDによってコイル留置用マイクロカテーテルの自由度が制限されるために，シンプルテクニックに比べて密な塞栓ができない場合もあるが，中長期的には完全閉塞率はむしろ高く，これはステントそのものによるflow diversion効果や親血管の直線化によるflow dynamicsの変化が関連していることが示唆される．

知っておきたい代表的文献[6, 7]

* King B, Vaziri S, Singla A, et al：Clinical and angiographic outcomes after stent-assisted coiling of cerebral aneurysms with Enterprise and Neuroform stents：a comparative analysis of the literature. J Neurointerv Surg 7：905-9, 2015

【目的】最も広く使用されているEnterprise VRD（VRD）とNeuroform EZ（EZ）の成績を比較し，SATの一般的な安全性，有効性について検証する．
【方法】PubMedを用いてVRDまたはEZに関する文献を調査し，10症例以上のVRDもしくはEZを用いたステントアシストコイル塞栓術の結果を示した文献をすべて対象とした．
【結果】47のスタディ，4,039名の患者の4,238例の動脈瘤がクライテリアに合致した．2,111例の動脈瘤がVRDで治療され，2,127個の動脈瘤がEZで治療された．平均フォローアップ期間は14.1カ月．全体の血栓塞栓性合併症は6.4％，頭蓋内出血は2.6％，永続

的合併症率は3.9％，死亡率は2.3％であった．

　初回と最終のアンギオ上の完全閉塞はそれぞれ53％と69％に見られた．留置失敗（P＜0.001），ICH（P＝0.001），すべての患者での死亡率（P＝0.03），そして再開通（P＝0.02）はEZで治療された動脈瘤でより多く報告されていた．またVRDはフォローアップ時のより高い完全閉塞の報告と関連していた（P＜0.001）．

【結語】 この文献レビューは4,200個の動脈瘤と4,000名以上の患者が含まれている，現在までのステントアシストコイル塞栓術のデバイスに関連する最も大きな比較研究である．分析の比較は2つのデバイスともに安全かつ有効で同程度の合併症率であった．

＊ Chihara H, Ishii A, Kikuchi T, et al：Deployment technique that takes advantage of the characteristics of Enterprise VRD 2：an in vitro study. J Neurointerv Surg；Aug 31，2016 [Epub ahead of print]

【背景】 Enterprise VRDの血栓症合併症のリスクとして知られている密着不良（Incomplete stent apposition：ISA）を減少させる目的でアップグレードされた改良型VRDの有効性についての検討．

【方法】 Enterprise VRD2（E2）とEnterprise VRD1（E1）のパフォーマンスおよび屈曲血管への留置と，その場合にE2の利点を活かす留置手法を検証．温度調整付きフローモデルにシリコンモデルを接続し，E1およびE2の各サイズを4つの留置方法で透視下にてシリコンモデルに留置．シリコン血管モデルを40〜180°までのさまざまな角度に屈曲させ，ステントの内腔保持についての考察を実施．

【結果】 E2はE1に比べ，屈曲血管におけるステント開存比率，また湾曲の強い血管における耐キンク性が共に高く，留置テクニックでISAを減少させることもできた．

【結語】 E2は屈曲部位におけるISAを減少させ，その留置手法によってISAを制御できる．

おわりに

　VRDについて，practicalな内容を中心に概説した．留置後の長期成績や最適な周術期抗血小板薬のマネジメントなど，いまだ真実が不明で議論の余地がある部分も多いが，われわれ血管内治療医にとって最も重要な点は，デバイスの特性と基本的な取

り扱い方をマスターしたうえで安全に使用し，患者に不利益をもたらさないことである．本稿がその一助となれば幸いである．

引用・参考文献

1) 豊島敦彦，杉生憲志，徳永浩司，他：脳動脈瘤塞栓術における"sheep technique"の有用性．JNET 7：3-10, 2013
2) Heller RS, Malek AM：Delivery technique plays an important role in determining vessel wall apposition of the Enterprise self-expanding intracranial stent. J NeuroIntervent Surg 3：340-3, 2011
3) Delgado Almandoz JE, Kadkhodayan Y, Crandall BM, et al：Variability in initial response to standard clopidogrel therapy, delayed conversion to clopidogrel hyper-response, and associated thromboembolic and hemorrhagic complications in patients undergoing endovascular treatment of unruptured cerebral aneurysms. J NeuroIntervent Surg 6：767-73, 2014
4) Hwang G, Kim JG, Song KS, et al：Delayed ischemic stroke after stent-assisted coil placement in cerebral aneurysm：Characteristics and optimal duration of preventative dual antiplatelet therapy. Radiology 273：194-201, 2014
5) Raymond J, Roy D, Bojanowski M, et al：Safety and efficacy of endovascular treatment of acutely ruptured aneurysms. Neurosurgery 41：1235-45, 1997
6) King B, Vaziri S, Singla A, et al：Clinical and angiographic outcomes after stent-assisted coiling of cerebral aneurysms with Enterprise and Neuroform stents：a comparative analysis of the literature. J Neuro Intervent Surg 7：905-9, 2015
7) Chihara H, Ishii A, Kikuchi T, et al：Deployment technique that takes advantage of the characteristics of Enterprise VRD2：an in vitro study. J NeuroIntervent Surg；Aug 31, 2016 ［Epub ahead of print］

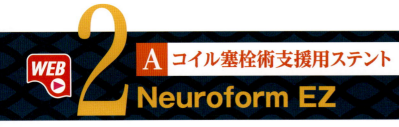

はじめに

　Neuroform EZ（以下Neuroform, Stryker）は，ワイドネックである未破裂脳動脈瘤コイル塞栓術を支援するための頭蓋内動脈ステントとして2009年より本邦で使用されてきた．唯一のopen-cellステントとして存在し，その特徴を生かしさまざまな動脈瘤に有効的に利用されている．

基本情報

　コイル塞栓術時のコイル塊の親動脈への突出，逸脱を防ぐ目的のために使用される自己拡張型ステントである．形状はopen-cellステントであることが最大の特徴である（表1，図1）．これにより，他のステントよりも血管壁への密着性が良いとされている．

1. デリバリーワイヤーの構造

①185 cmのステンレススチールワイヤー
②先端は柔軟なコイル構造で45°のプリシェイプ構造
③先端から19 mmはX線不透過であり，高い視認性を確保している（図2）

表1 Neuroform EZの特徴

形状	open-cellステント
原材料	ステント：ニッケル・チタン合金，プラチナ・イリジウム合金 ステントデリバリーワイヤー：ステンレススチール，銀・スズ合金，プラチナ・タングステン合金，ポリテトラフルオロエチレン

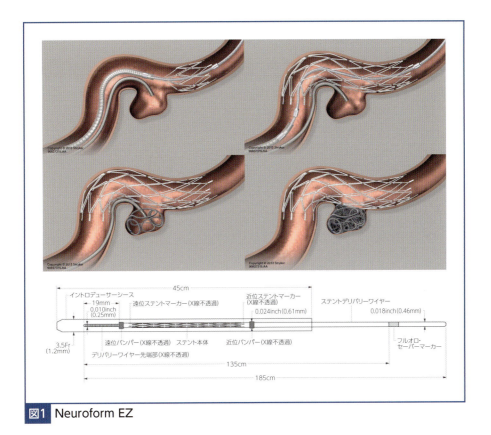

図1 Neuroform EZ

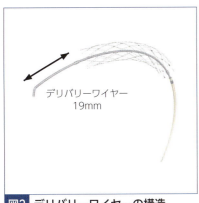

図2 デリバリーワイヤーの構造

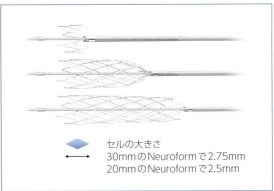

図3 ステントセグメントの構造

2. ステントセグメントの構造

　Open-cellステントの特徴である，セルの構造の理解は重要である．ステントのサイズによってセルの大きさが異なる．これにより，使用し得る最小コイル径が決まってくる（図3）．

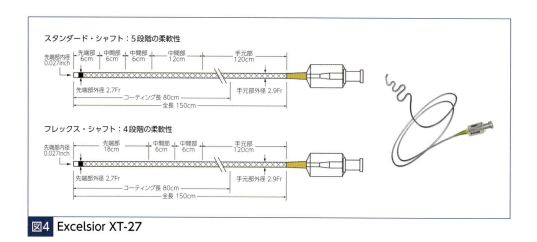

図4 Excelsior XT-27

留置のマイクロカテーテル：Excelsior XT-27

　Neuroformの留置には先端部内径0.027 inch（外径2.7 Fr），手元部外径2.9 Fr，全長150 cmのマイクロカテーテルExcelsior XT-27（Stryker）を使用する．先端のやわらかさはスタンダードとフレックスの2種類がある（図4）．

展開時のX線透過時のマーカーの理解

　ステントを留置していく段階で，何種類かのX線不透過マーカーが見えるため，それぞれの構造の理解が必要である．基本的にステントは遠位と近位のバンパーの間に挟まれた状態でマイクロカテーテルの中を誘導されていく．展開時はマイクロカテーテルを引いてくることによりステントが展開されるが，展開直前は遠位バンパーとマイクロカテーテルマーカー，遠位ステントマーカーの3つが重なるため，混乱のないように注意を要する（図5A，B）．

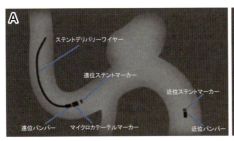
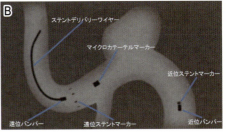

図5 展開時のＸ線透過時のマーカーの理解

適応・禁忌

適応は以下のようになっている．
- 未破裂脳動脈瘤
- 外科的手術（クリッピング術など）または塞栓コイル単独のコイル塞栓術では治療困難
- ワイドネック＝ネック部が4 mm以上またはドーム／ネック比が2未満
- 最大径＝7 mm以上
- 適用血管径（母血管）＝2.5～4.0 mm

また，禁忌は主に以下のとおりである．
- 抗血小板療法および／または抗凝固療法が禁忌とされる患者
- 血管造影により解剖学的に血管内治療が不適切であると判断される患者
- 脳血管に高度の屈曲または狭窄が認められる患者 —高度屈曲部にNeuroformを留置するとキンクあるいは内腔の潰れ等を生じることがある
- 薬物療法に反応しない脳血管攣縮　など

ステント長・サイズ選択

ステントは動脈瘤ネック両端からそれぞれ4 mmのランディングゾーンを設けて留

表2 サイズ選択

	ステント表示径	自己拡張時ステント	ステント長	推奨血管径
Neuroform EZ 2.5×2	2.5mm	3.0mm	20mm	＞2mm, ≦2.5mm
Neuroform EZ 3.0×2	3.0mm	3.5mm	20mm	＞2.5mm, ≦3.0mm
Neuroform EZ 3.5×2	3.5mm	4.0mm	20mm	＞3.0mm, ≦3.5mm
Neuroform EZ 4.0×2	4.0mm	4.5mm	20mm	＞3.5mm, ≦4.0mm
Neuroform EZ 4.0×3	4.0mm	4.5mm	30mm	＞3.5mm, ≦4.0mm
Neuroform EZ 4.5×2	4.5mm	5.0mm	20mm	≦4.5mm
Neuroform EZ 4.5×3	4.5mm	5.0mm	20mm	≦4.5mm

置する．短縮率は少なく，2.5mm径のステントで1.8％，4.5mm径で5.4％である．

　ステントの径と長さは表2から選択する．パッケージの表示径に比べ，自己拡張時は0.5mm多く拡張する．したがって，適合血管の実際はパッケージ表示の±0.5mmとなる．

留置の実際

　留置に関しては，ステントの構造をよく理解する必要がある．最大の特徴はopen-cellであるということである．この特徴を生かして，留置に関するtipsの理解が必要である．

1. マイクロカテーテル（XT-27）誘導のコツ 一定の速度に乗せて上げていく感覚

　Neuroform誘導用のExcelsior XT-27は，Enterprise VRD（Codman & Shurtleff／Johnson & Johnson）やLVIS Jr.（MicroVention／Terumo）などのdelivery catheterに比べプロファイルが大きい．そのため誘導に関してもtipsがある．

　通常は0.014 inch wire（ASAHI CHIKAI〔朝日インテック〕など）を軸にして誘導していく．このとき，カテーテルを押すストライドを通常よりも気持ち長めにする

ことである．感覚的には，一定の速度に乗せて誘導していく感覚である．ゆっくり細かに押すと，かえってマイクロガイドワイヤーとマイクロカテーテルのredgeが当たり続けることになるので，誘導が困難になることがある．もちろん，慎重な操作が必要であるのは当然であるが，引っ掛かりがないことを確認しながら，いつもより長めにカテーテルを押す感覚で操作すると，抵抗なく上がっていくことが多い．

> **POINT**
> **XT-27誘導のコツ**
> カテーテルを押すストライドを通常よりも気持ち長めにする．ゆっくり押すと，マイクロガイドワイヤーとマイクロカテーテルのredgeが当たり続け，誘導が困難になる場合がある．

2. 症例提示

後交通動脈分岐部脳動脈瘤でのNeuroform留置（図6）（ WEB ）．同部位は血管の構造上，内頚動脈は後交通動脈分岐後に上向きに立ち上がるので，ステント留置位置がずれやすい部位である．XT-27の先端位置は中大脳動脈M1の中間地点まではもっていき，そこから徐々に位置合わせのためにシステムを引いてくる（図7A）．

A）Stentの展開

1st step

マイクロカテーテルのpullと同時にdelivery wireをpushする（図7B）．

XT-27を引いてきて，先端が遠位バンパーを通り越し，ステントの遠位マーカと一致するところまで引いてくる．このときポイントは，ステントの予定留置位置がずれないようにすることである．遠位マーカーの位置が，XT-27を引いてくる際に一緒に手前に戻ってこないように，右手でステントのdelivery wireのpushを軽くしつつ，XT-27を引くことである（図7C）．

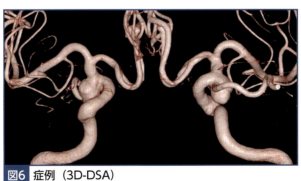

図6 症例（3D-DSA）

2nd step

XT-27と遠位バンパーを位置合わせ，ステント展開位置の最終確認（図7D, E）．

XT-27を引き，遠位バンパーと同じ位置まで合わせる．この後にステントが開いてくるので，ここでいったん動作を止め，位置の最終確認をする．

3rd step

ステントセルを1セグメント分だけ展開する．一度手を止める（図7F）．

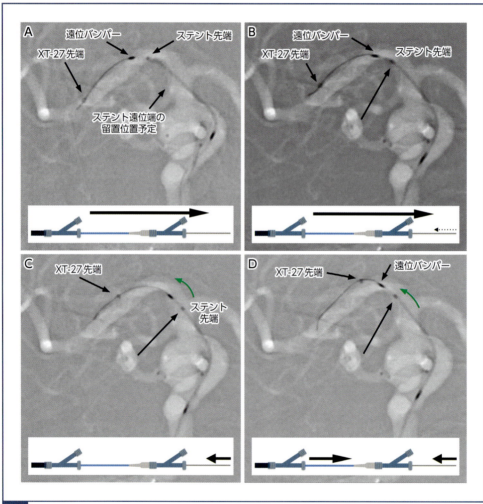

図7　術中画像（その1）

A：この状態でシステム全体を少し引き戻す．術者はステント先端を見て，予定留置位置に合わせるように集中する．
B：ステント先端が引き戻され過ぎないように，デリバリーワイヤーを押さえつけるようにpushしながらシステムを引く．
C：ステントの遠位端が手前に落ちすぎないように注意する！　Bに比べ手前に来ているので，ここでwireをpush．
D：ステントwireをpushして，ステント遠位端を展開予定位置に戻す．

Wireを押しながら，非常にゆっくりとステントのセルを展開する．このときの操作は，主にwireを押す力のほうを多めにする．1セグメント展開したら，ここで一度手を止め，XT-27を引くにつれてステントが手前にずれてくることを防ぐために，wireを押さえるようにpushする．

4th step

　残るステントの展開を行う（図7G, H）．

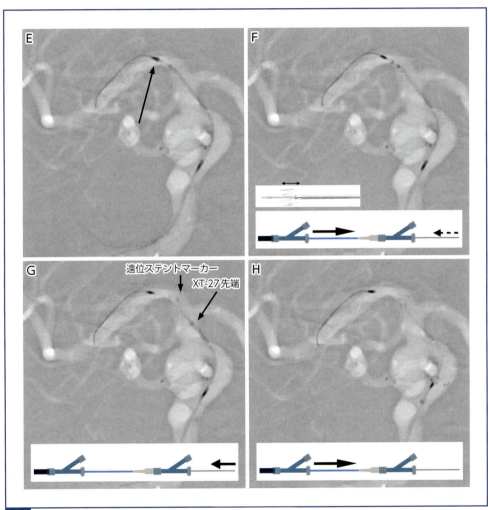

図7　術中画像（その2）
　E：ステントwireを押さえつつ，XT-27を徐々に引いてきて，遠位バンパーとマイクロカテーテル先端を合わせる．ここでいったん動作を止めて位置を再確認！
　F：ステントwireを押さえつつ，XT-27を徐々に引いてきて，ステントを展開．まず，1セグメント展開する．イメージで操作する！
　G：1セグメント展開した状態．ここでも動作を止め，確認し，再度ゆっくりwire pushすると，自然とXT-27が手前にkick backしてくる．
　H：XT-27が手前にkick backしステントの中間地点くらいまできたら，XT-27を引いて全部のステントを展開する．

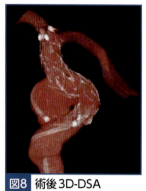

図8 術後3D-DSA

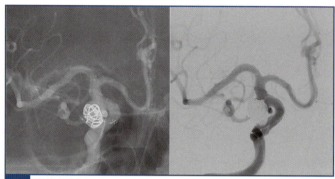

図9 術後DSA

　Yコネクタのバルブを十分に緩め，XT-27に自由度をもたせつつwireを押すことにより，自然にXT-27がkick backしてくる．もしkick backしなければ，少しずつXT-27を引いてくる．

　ステントは予定どおりの位置に留置でき，open-cellである特徴を生かし，セグメントの一部が瘤内に突出し，それにより後交通動脈温存しながら，コイル塞栓を施行し得た（図8, 9）．

参考となる文献

＊Johnson AK, Munich SA, Tan LA, et al：Complication analysis in nitinol stent-assisted embolization of 486 intracranial aneurysms. J Neurosurg 123：453-9, 2015

　Kingらは2004〜2014年の間でNeuroform stent（NEU）もしくはEnterprise stent（ENT）に関する47論文，4,238瘤・4,039名の動脈瘤の治療成績に関する解析結果を報告している．2,111瘤はNEUで治療し，2,127瘤はENTで治療した結果のreview paperである．血栓塞栓症は6.4％，脳出血は2.6％，恒久的合併症3.9％，致死率2.3％であった．

　NEUとENTを比較した場合，破裂脳動脈瘤，未破裂脳動脈瘤含めたステント併用コイル塞栓術の治療成績は留置不全，脳出血，全患者における致命率，再開通率はENTに有利であった．この結果を未破裂脳動脈瘤もしくは破裂脳動脈瘤慢性期のみで比較した場合には，NEU，ENTともに恒久的合併症と致命率に有意差は認められなかった（NEU 3.9％ vs ENT 3.2％，p＝0.31）．結論としてNEU，ENT両者のステントを含め

た治療成績では恒久的合併症が3.9％であり，ステント併用コイル塞栓術は安全かつ効果的であると結論づけている．

まとめ

　Neuroformステントの最大の特徴は，やはりopen-cellであるという点である．そのため，closed-cellステントやbraidedステントに比べて血管への密着性が高くなりやすい構造ということである．これにより，血栓塞栓症のリスクは軽減されることが期待される．現在はdelivery wireのプロファイルより内頸動脈を中心に使用されているが，今後さらにprofileの細いopen-cellステントが出てくることにより，より細い血管への利用が可能になることが期待される．

引用・参考文献
1) Johnson AK, Munich SA, Tan LA, et al：Complication analysis in nitinol stent-assisted embolization of 486 intracranial aneurysms. J Neurosurg 123：453-9, 2015

3 A コイル塞栓術支援用ステント
LVIS

順天堂大学医学部脳神経外科学講座・脳神経血管内治療学講座　**大石 英則**

構造・種類

　LVISステントはclosed-cellデザインのステントであり，視認性を高めるためのタンタルワイヤーが全長にわたり螺旋状に編み込まれている（図1）．ステント両端のフレア部に複数のX線不透過マーカーを有している．LVISステントにはステントサイズ，推奨血管径，ブレードワイヤー数，フレアエンドマーカー数，適合マイクロカテーテルなどが異なるLVISとLVIS Jrの2種類がある（表）．

原材料・製造販売業者

　ニッケル－チタン合金（ナイチノール）とタンタルからなり，製造販売業者は

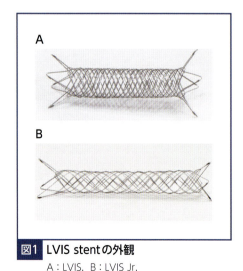

図1　LVIS stentの外観
A：LVIS，B：LVIS Jr．

表　LVISとLVIS Jrの比較

	LVIS	LVIS Jr.
ブレード数	16本	12本
タンタルワイヤー数	2本	3本
フレアエンドマーカー数	4	3
ステントサイズ（径）	Φ3.5mm, 4.5mm, 5.5mm	Φ2.5mm, 3.5mm
推奨血管径	Φ3.5mm→2.5-3.5mm　Φ3.5mm→3.0-3.5mm　Φ5.5mm→4.0-5.5mm	Φ2.5mm→2.0-2.5mm　Φ3.5mm→2.5-3.5mm
適合マイクロカテーテル	Headway 21 (I.D. 0.021″)	Headway 17 (I.D. 0.017″)

MicroVention社（アメリカ合衆国）／テルモ株式会社（日本）である．

適応・禁忌

　適応は，外科的手術（クリッピング術など）または塞栓コイル単独のコイル塞栓術では治療困難な未破裂脳動脈瘤（最大径5 mm以上）を有する患者のうち，2.0〜4.5 mm径の親動脈にワイドネック型（ネック長が4 mm以上またはドーム／ネック比が2未満）の脳動脈瘤を有する患者に，コイル塞栓術時のコイル塊の親動脈への突出，逸脱を防ぐため使用される．注目すべきは，適応最大瘤径がEnterprise VRD（Codman & Shurtleff / Johnson & Johnson）およびNeuroform EZ（Stryker）では7 mm以上であったものが，LVISステントでは5 mm以上に緩和されている点である．

　禁忌は，①抗凝固・抗血小板療法または血栓溶解薬が禁忌である患者，②金属（ニッケル－チタン合金や貴金属等）に対する過敏症を有する患者，③本品の通過またはステントの展開が解剖学的に不可能な患者，④細菌感染症に罹患している患者，⑤治療対象の動脈瘤においてすでにステントが留置されている患者とされる．

術前診断・治療計画

　カテーテル法による血管撮影を行い，標的動脈瘤の最大径，ネック長，ドーム／ネック比を計測する．ステント展開留置時にはガイディングカテーテルの十分な支持力が重要であり，大動脈弓タイプや頸部血管の屈曲蛇行の程度も評価しておく．コイル挿入用マイクロカテーテルの動脈瘤内挿入において，LVIS Jrはtrans-cell法が可能だが，LVISは困難な場合もあるのでsemi-jailing法またはjailing法を行う必要がある．

POINT
マイクロカテーテル操作
- LVIS：Semi-jailing法またはJailing法
- LVIS Jr：Trans-cell法またはJailing法

留置テクニック

　適合デリバリー用マイクロカテーテルは，LVISがHeadway 21（MicroVention / Terumo），LVIS JrがHeadway 17である．LVIS JrはダブルルーメンバルーンカテーテルであるScepter C / XC（MicroVention / Terumo）からも展開留置が可能であり，バルーンアシストテクニック時のステントレスキューが行えるが，屈曲蛇行血管ではHeadway 17からの展開留置と比較して難易度が高いので筆者は推奨しない．実際の手技は下記のとおりである（ WEB も参照いただきたい）．

①デリバリー用マイクロカテーテルをネックより十分に遠位側へ挿入．
②LVISステントをデリバリー用マイクロカテーテル内に挿入して留置目的位置へ誘導．
③デリバリー用マイクロカテーテルを少しずつアンシースしてdistalステントフレアを展開．
④デリバリープッシャーの押し込みとデリバリー用マイクロカテーテルのアンシースおよびシステム全体の押し引きを繰り返して展開（push & pull technique）．

　注意点はdistalステントフレアのアンカリングが不十分だと，push & pull techniqueにおけるpush時にステント全体が遠位側へ移動してしまう．留置目的位置から外れた場合，LVISステントは75％までリシース可能なので調整し直す．LVISステントは十分な展開と屈曲部での血管壁密着向上を得ることが大切である．

POINT
リシース

留置目的位置から外れた場合，LVISステントは75％までリシース可能なので調整し直す．十分な展開と屈曲部での血管壁密着向上を得ることが大切．

代表症例（図2）

　55歳，男性，無症候性未破裂右中大脳動脈瘤．高血圧症に対して内服加療．最大瘤径6.4 mm，ネック長2.4 mm．ワイドネック型ではないが中大脳動脈M1 segment

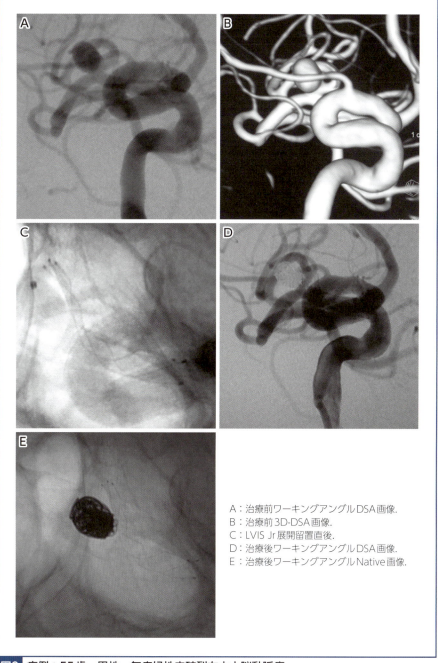

図2 症例：55歳，男性，無症候性未破裂右中大脳動脈瘤
A：治療前ワーキングアングルDSA画像.
B：治療前3D-DSA画像.
C：LVIS Jr展開留置直後.
D：治療後ワーキングアングルDSA画像.
E：治療後ワーキングアングルNative画像.

からM2 segmentにネックが騎乗しており，LVIS Jrを用いたステント併用コイル塞栓術を計画した．

手技は全身麻酔下に経大腿動脈アプローチで右内頸動脈に挿入したガイディングカテーテルを通じて行った．ステント留置想定位置血管径は遠位側1.9 mm，近位側

2.9 mmのため，LVIS Jr 3.5 mm／18 mmを選択した．あらかじめコイル挿入用マイクロカテーテル（Excelsior SL-10, Stryker）を動脈瘤内に留置しておき，Headway 17からステント留置を行った．その後コイルを挿入して動脈瘤の完全閉塞を得た．

周術期管理

筆者らの施設では，術前治療の10日前からアスピリンとクロピドグレルを用いた2剤抗血小板療法（dual antiplatelet therapy：DAPT）を行う．投与量は原則アスピリン100 mg，クロピドグレル75 mgだが，症例に応じて適宜増減する．クロピドグレル不応症患者を捉えるため，VerifyNow systemを用いた血小板機能測定を治療前に行うことが好ましい．

中長期管理

術後の抗血小板薬療法に関するエビデンスは乏しく，ステントサイズや血管壁との圧着程度などを参考に症例ごとに決定する．筆者らの施設では，原則治療後1年間DAPTを行いその後1年間1剤療法に移行し，術後2年経過時点で患者の希望も踏まえ中止の可否を検討する．放射線学的フォローアップは治療半年後に頭部MRA，1年後にカテーテル法による血管撮影を行う．有意な再開通が認められなければ，年1回の頭部MRAによるフォローアップを継続する．

代表的文献[1-3]

＊Feng Z, Fang Y, Xu Y, et al：The safety and efficacy of low profile visualized intraluminal support（LVIS）stents in assisting coil embolization of intracranial saccular aneurysms：a single center experience. J Neurointerv Surg 8：1192-6, 2016

単独施設でLVIS stentを用いて治療を行った13例の破裂瘤を含む97例を対象とし

た報告である．使用したステントの内訳はLVIS Jr 55例，LVIS 42例で全例技術的成功を得ている．動脈瘤の局在は，内頚動脈，中大脳動脈，椎骨動脈が多かった．合併症は一過性神経学的脱落症候を起こした1例のみで死亡例はなかった．治療直後の血管撮影所見は完全閉塞28.8％，ネック残存40.2％，瘤残存31％であった．血管撮影によるフォローアップは76例に対して行われ（平均8.1カ月），完全閉塞84.2％，ネック残存11.8％，瘤残存4％であり再開通は認めなかった．

---

* Shankar JJ, Quateen A, Weill A, et al：Canadian Registry of LVIS Jr for Treatment of Intracranial Aneurysms（CaRLA）. J Neurointerv Surg, 2016；Aug 19［Epub ahead of print］

カナダ国内6施設のレジストリ研究である．13例の破裂瘤を含む100例が登録された．動脈瘤の局在は，前交通動脈，脳底動脈先端部，硬膜外内頚動脈が多く，動脈瘤サイズは平均8.3 mm，ネック長4.4 mmであった．合併症はステントとは無関係の死亡1例，永久障害発生3例であった．血管撮影所見上の合併症は14％に発生し，破裂例使用とbailout目的での使用が有意な要因であった．治療直後の完全閉塞率は52％，治療0.25～2年後の血管撮影によるフォローアップでの完全閉塞率は68％であった．再治療を要した症例はなかった．

---

* Zhang X, Zhong J, Gao H, et al：Endovascular treatment of intracranial aneurysms with the LVIS device：a systematic review. J Neurointerv Surg, 2016；May 20［Epub ahead of print］

中国（3），ドイツ（2），ベルギー（1），韓国（1），米国（1），ポーランド（1）で行われた9つの研究のシステマティックレビューである．全体で384例390瘤が対象とされ，1つがLVISのみ，5つがLVIS Jrのみ，残り3つはLVIS／LVIS Jr両方を用いていた．手技の完遂率は96.8％，治療直後の完全閉塞率は54.6％，治療4.2～6カ月後の血管撮影によるフォローアップでの完全閉塞率は84.3％であった．手技に関連する障害発生率は1.4％，死亡ゼロ，血栓塞栓性イベントが4.9％であった．

引用・参考文献

1) Feng Z, Fang Y, Xu Y, et al：The safety and efficacy of low profile visualized intraluminal support（LVIS）stents in assisting coil embolization of intracranial saccular aneurysms：a single center experience. J Neurointerv Surg 8：1192-6, 2016
2) Shankar JJ, Quateen A, Weill A, et al：Canadian Registry of LVIS Jr for Treatment of Intracranial Aneurysms（CaRLA）. J Neurointerv Surg, 2016；Aug 19［Epub ahead of print］
3) Zhang X, Zhong J, Gao H, et al：Endovascular treatment of intracranial aneurysms with the LVIS device：a systematic review. J Neurointerv Surg, 2016；May 20［Epub ahead of print］

4 A コイル塞栓術支援用ステント
Liberty

兵庫医科大学脳神経外科　坂井 千秋
神戸市立医療センター中央市民病院脳神経外科・総合脳卒中センター　坂井 信幸

機器

　Liberty stent system（Penumbra／メディコスヒラタ）は，Enterprise VRD（Codman & Shurtleff／Johnson & Johnson）・Neuroform EZ（Stryker）・LVIS（MicroVention／Terumo）などと同様，脳動脈瘤のコイル塞栓術支援用のステント，いわゆるneck bridgeステントである．材質はニッケルチタン合金のナイチノールで，構造はナイチノールチューブをレーザーでカットして作成するlaser cutステントである．螺旋状のユニークなデザインと薄さが特徴的で，適度な拡張力と密着性および他のlaser cutステントよりやや多いmetal coverageを実現し，コイル塞栓術の支援に適しているとしている[1]．径は4.0～6.0 mm，長さは20～45 mm，適合動脈径は2.5～5.0 mmで，内径0.025 inchのVelocityマイクロカテーテル（Penumbra, Alameda, CA）を用いて誘導留置する（図1，表1）．2017年1月現在，日米両国の治験結果をもとに登録データの確認中の製品であり，一般に使用することはできない．

標準的使用方法

　通常のステント支援コイル塞栓術と変わりない．治療前にアスピリン100 mgおよびクロピドグレル75 mg 2剤の抗血小板薬（double antiplatelet therapy：DAPT）を投与する．全身または局所麻酔を行い，動脈穿刺後にヘパリンをbolusおよび継続投与し，手技中の活性化凝固時間を250秒以上に維持する．
　ステントを脳動脈瘤内へマイクロカテーテルを誘導した後に留置する方法（jailing法）と，ステントを留置後にマイクロカテーテルを瘤内に誘導する方法（trans-cell法）

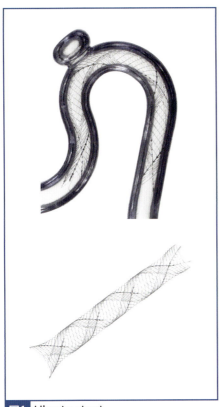

図1 Liberty stent
(画像提供：Penumbra Inc.)

表1 Liberty stent
（表示サイズ／展開時サイズ／適合動脈径）

表示サイズ	展開時サイズ	適合動脈径
3.0 × 20	4.0 × 20	2.5～3.0
3.0 × 35	4.0 × 35	
3.5 × 20	4.5 × 20	3.0～3.5
3.5 × 35	4.5 × 35	
4.0 × 25	5.0 × 25	3.5～4.0
4.0 × 45	5.0 × 45	
4.5 × 25	5.75 × 25	4.0～4.5
4.5 × 45	5.75 × 45	
5.0 × 25	6.0 × 25	4.5～5.0
5.0 × 45	6.0 × 45	

(単位：mm)

のいずれも選択可能である．Trans-cell法なら5 Fr以上，jailing法なら6 Fr以上のガイディングカテーテルを内頸動脈に留置し，次にLiberty stentを誘導するためにVelocityマイクロカテーテルを脳動脈瘤ネックの遠位に誘導する．われわれは全例jailing法で行った．

Libertyを脳動脈瘤のネックをカバーするように留置した後に，血管造影装置を用いるコーンビームCT（Siemens社ではDynaCT，Philips社ではXperCTまたはVasoCT，その他各社で呼称は異なる）でLibertyの留置状態を評価する．この評価は非常に重要であり，まず脳動脈瘤のネックのカバーが有効で，コイルが瘤内に収まるかどうかを確認する．コイル塞栓術中のworking angleを調整しても時に母血管と脳動脈瘤の関係が明瞭ではない症例もあるため，もしLibertyのネックカバーが不良ならコイル塞栓を積極的に進めることができないからである．

使用するコイルに制限はない．脳動脈瘤内に最大限のコイルを留置したらマイクロカテーテルを抜去して治療を終了する．ヘパリンリバースは行わず自然テーパーとし，

止血機器（当科ではAngio-Seal）を用いてシースを抜去する．DAPTは最低3カ月継続し，アスピリンまたはクロピドグレルのいずれかの単剤投与に減量する．6または12カ月後に脳血管造影を行い，Libertyの血管への密着と脳動脈瘤の完全閉塞を確認した場合は抗血小板薬の完全中止を模索するが，無理をする必要はない．

POINT　コーンビームCTによる留置状態の評価
まず脳動脈瘤のネックのカバーが有効で，コイルが瘤内に収まるかどうかを確認する．

治験の概要

　治験の概要を表2に示す．

　臨床試験（治験）の登録名はThe Penumbra Liberty Trial：Safety and Effectiveness in the Treatment of Wide-Neck Intracranial Aneurysms（NCT01636453）で，日米でLibertyの製造販売承認取得を目的とする多施設，単群，前向き観察研究である[2]．

　治験機器はLiberty，登録するのはLibertyを動脈瘤塞栓術支援用ステントとして用いたコイル塞栓術である．対象は，分岐部を除く内頚動脈瘤で，ネック径4 mm以上またはドームネック比2未満のワイドネック動脈瘤とされた．治療後1年間観察し，1年後に脳血管撮影を行って動脈瘤の塞栓状態を評価する．有効性の主要評価項目は，再治療，50％以上の動脈狭窄，脳動脈瘤破裂を伴わない治療12カ月後の脳動脈瘤の完全閉塞で，安全性の主要評価項目は，12カ月以内の神経学的死亡または同側脳卒中とした．そして副次評価項目として，全頭蓋内出血，動脈瘤の再開通，WASID法による機器の開存などが挙げられている．2012年9月に開始され，すでに目標症例数120例の登録と1年間の経過観察が終了している．

　本治験は，脳血管内治療領域では国内発の日米国際共同治験として，輸入販売するメディコスヒラタ社がPenumbra社と共同して実施したことが大きく注目されている．機器の製造販売承認が諸外国より遅れることがデバイスラグと呼ばれ問題とされてきたが，国際共同治験は，日本が他国と協力して同じプロトコルに基づき，適格基準・評価項目などを定め，製品の有効性と安全性を評価することにより，自国単独で治験を実施するより少ない登録症例数で評価することが可能となり，他国とほぼ同時に承認申請することが可能となるため，企業・医療機関・規制当局がその解決策の一つと

表2 Penumbra Liberty Trialの概要

試験名	The Penumbra Liberty Trial: Safety and Effectiveness in the Treatment of Wide-Neck Intracranial Aneurysms
デザイン	多施設，単群，前向き観察研究
対象	ワイドネック嚢状動脈瘤
機器	Liberty Stent
治療	Liberty stentを留置してコイル塞栓術を行ったワイドネック嚢状動脈瘤を1年間経過観察する
主要評価項目	・再治療，50％以上の動脈狭窄，脳動脈瘤破裂を伴わない治療12カ月後の脳動脈瘤の完全閉塞（Roy Class 1, 2001） ・神経学的死亡または12カ月以内の同側脳卒中
副次評価項目	・12カ月以内の同側虚血性脳卒中 ・機器に関連する重篤なイベント ・機器の留置不成功，移動 ・12カ月後の脳動脈瘤の完全閉塞 ・全頭蓋内出血 ・日常生活自立度（mRS） ・全死亡 ・再治療 ・機器の開存（WASID） ・脳動脈瘤の再開通
適格基準	・適応 　18歳以上 　ワイドネック（ネック径4mm以上，ドームネック比2未満） 　内頚動脈瘤（海綿静脈洞，傍鞍部，眼動脈部，後交通動脈部） 　12カ月以上の観察可能 　文書による同意 ・除外 　妊娠中またはその可能性 　多発性の未治療脳動脈瘤 　1カ月以内のくも膜下出血，脳出血，大手術 　その他
目標症例数	120
施設	日本2施設，米国14施設
開始	2012年9月

して推進してきたプロジェクトである．

　国内実施医療機関は先端医療センター（2013/6/26院内倫理審査委員会承認）と名古屋大学病院（2013/7/22同承認）の2施設である．本治験では，患者の抗血栓マネジメントについて，事前に議論が行われた．当初のプロトコルでは，治療の5日前からクロピドグレル75mgを経口投与または前日に600mgを投与し，アスピリンは2日前から325mgを経口投与するとなっていたが，わが国ではステント支援コイル塞栓術の経験が蓄積されているのでその実情に合わせることが日米双方で合意された．その結果，クロピドグレル75mgを治療1週間前から投与しloadingは行わないこと，アスピリンは100mgを同様に治療1週間前から投与することにした．また，適切な血小板凝集能検査を行って抗血小板薬のそれぞれの患者に対する効果を治療前に確認することが申し合わせられた．

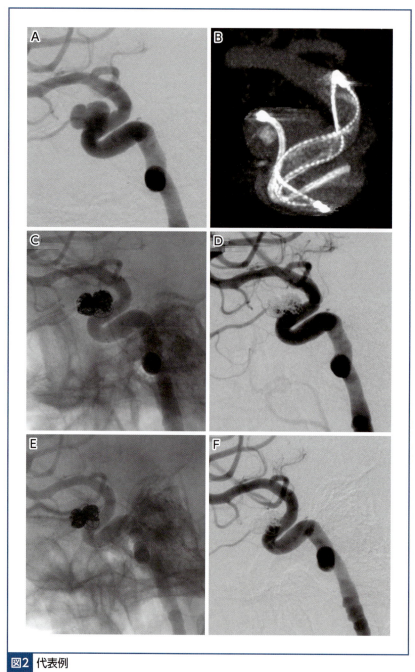

図2 代表例
A：治療前DSA，B：コーンビームCT，C：治療後DA．
D：治療後DSA，E：治療6カ月後DA，F：治療6カ月後DSA．

代表症例

36歳，女性．左内頚動脈眼動脈部に上向き2瘤状の最大径6 mm，ネック径4 mmの囊状動脈瘤（図2A）が頭痛精査で発見された．本治験に参加する同意を得て，治験治療を行った．

7Frガイディングカテーテルを内頚動脈に留置し，VelocityマイクロカテーテルをS状にスチームシェイプしたExcelsior SL-10（Stryker）を脳動脈瘤内に留置した．Liberty 3.5×20 mmを脳動脈瘤ネックをカバーするように留置し，コーンビームCTで脳動脈瘤のネックをカバーしていることを確認した（図2B）．TRUFILL DCS ORBIT Complex Fill（Codman & Shurtleff / Johnson & Johnson）3.5 mm×7.5 cmでframingの後，6本のORBITでpackingしたが，脳動脈瘤の形状が不規則でdome fillingに終わった（図2C, D）．

術後，まったく合併症は生じず，2剤の抗血小板療法を継続し，6カ月後の検査では脳動脈瘤は完全に閉塞していた（図2E, F）．この後，抗血小板療法を漸減した．

現況

国内では当科の19例を含み2施設で26例が登録され，すべての被験者の1年後の経過観察を終了している．米国でも被験者の登録と経過観察は終了しており，日米合わせて予定した120例の登録データの確認中で，近々解析結果がまとまり，結果が公表されるとともに，日米で製造販売承認申請の予定で，早ければ2018年には市販される見込みである．

引用・参考文献

1）Chavan R, Pons S, Gupta V, et al：Safety and performance of the Penumbra Liberty stent system in a rabbit aneurysm model. J Neurointerv Surg 7：266-71, 2015
2）https://clinicaltrials.gov/ct2/show/NCT01636453（2016年11月25日閲覧）

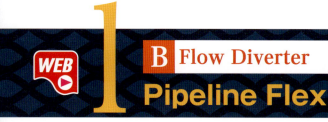

京都大学大学院医学研究科脳神経外科　石井　暁

デバイスの基本情報

　Pipeline Flex（以下Pipeline，Covidien / Medtronic）は36本のコバルトクロムワイヤーと12本のプラチナタングステン（合計48本）を編み込んだブレードステント（braided stent）である（図1A）．透視上は12本のプラチナタングステンワイヤーのみが視認できる．血管内に留置されたときの表面被覆率（surface coverage rateまたはmetal density rate）は30～35％程度であり，逆に有孔率（porosity）は65～70％程度である．先端部はPTFE製スリーブに保護された状態でシース内に格納されている（図1B）．Marksmanマイクロカテーテル（Covidien / Medtronic，内腔：0.027 inch）により留置部位まで誘導して展開する．留置途中の回収は全長の90％程度までは可能であり，この付近に目安となるリシースマーカーが装着されている（図1C）．デリバリーワイヤー先端には長さ15 mm，外径0.012 inchのプラチナワイヤーが接続されており，先端は55°のカーブ形状が付いている．マイクロカテーテル収納時のインプラント長は展開時長よりも2～3倍長く，展開時は50～70％の短縮を生じる．カタログ表示径と長さから適切なインプラントを選択する必要があるが，非拘束時（いわば空中に展開したとき）はカタログ表示径よりも0.25 mm大きく拡張する．

適　応

　後交通動脈よりも近位（後交通動脈分岐部を含まない）の頭蓋内大型内頸動脈瘤が適応となる．すなわち，海綿静脈洞部または傍鞍部内頸動脈瘤である．「大型」の定義は，最大径10 mm以上かつネック径が4 mm以上である．破裂急性期は適応外である．また，母血管にコイル塞栓支援ステントが留置された血管もPipelineの血流遮断

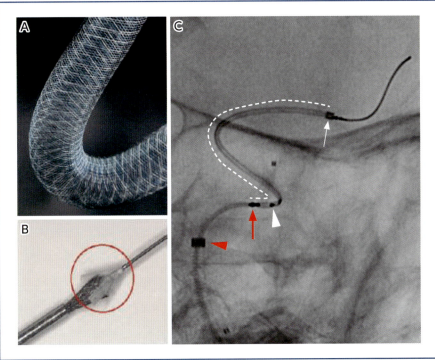

図1 A：Pipelineは36本のコバルトクロムワイヤー（視認性なし）と12本のプラチナタングステンワイヤー（視認性あり）から構成される．
B：Pipeline先端部はPTFE製保護スリーブで保護された状態でカテーテルに収納される．
C：中間カテーテルNavien（赤矢頭）から動脈瘤遠位へ誘導されたMarksmanマイクロカテーテル（白矢頭）にPipeline（点線）を挿入しているところ．マイクロカテーテル先端がリシースマーカー（白矢頭）を越えるまではリシースが可能で，リシースパッド（赤矢頭）を越えるとすべてが留置される．デリバリーワイヤー先端には15mmのガイドワイヤーが接続されている．

効果が減少するため，適応外である．

術前検査

1．動脈瘤

　脳血管撮影またはCT血管撮影にて，動脈瘤自体の最大径およびネック径を測定する．最大径自体はPipeline手技にはあまり関係がないが，硬膜内動脈瘤の場合，後述するようにコイル塞栓併用有無の検討材料となる．ネック径は本治療手技の難易度評価に極めて重要で，ネック径が大きくなるほど留置自体は困難となる．ネック径10 mmが一つの目安となる．また，造影MRIにて瘤内の血栓化の有無を評価する．

2. 母血管

　術前検査のなかで最も重要な評価項目である．まず，母血管の屈曲度，特に留置予定部位とその近位部の血管の屈曲度を評価する．さらに留置予定部位の母血管の狭窄や扁平化の有無を評価する．そして，留置予定部位の母血管径と予定留置長を測定する．母血管はしばしば扁平化しているため，血管の長軸に対して垂直面（楕円）の長軸と短軸の平均値を測定する（図2）．これらは脳血管撮影で測定するが，3次元回転撮影の再構成条件によっては必ずしも正確でないので，必ず2次元撮影とのcalibrationを行う必要がある．

3. 側副血行

　内頸動脈の側副血行，特に後交通動脈と前大脳動脈の発達を脳血管撮影時のmanual compression testで評価しておく．側副血行が極めて発達した後交通動脈や前大脳動脈起始部がPipelineでカバーされると周術期または慢性期に閉塞に至ることがあり，留置時にこのような分枝起始部にPipelineがかかることを避けたほうがよい場合があるためである．

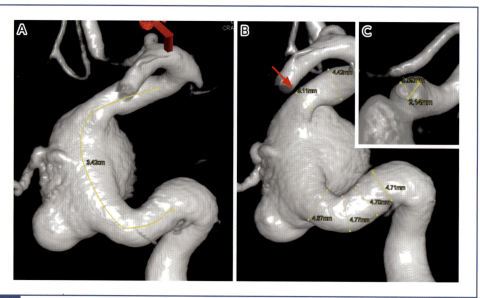

図2　左内頸動脈海綿静脈洞部部分血栓化動脈瘤
　A：ステント留置予定部位はC1-2 junctionからC4までで，留置予定長は34.2mmと計測された．
　B：留置予定部位の血管径は，遠位部が順に4.42mm，3.11mmで，近位部が4.67mm，4.77mm，4.70mm，4.71mmと計測された．
　C：動脈瘤の遠位部（矢印）では動脈瘤による圧迫によって血管は扁平化しているため，長軸3.59mm，短軸2.14mmの平均値2.87mmを血管径として採用した．Pipeline 4.75×35mmを選択した．

治療計画

　前述した術前検査により，Pipelineの留置予定部位を検討する．効果的なflow diversionのためには，動脈瘤ネックの遠位および近位は最低5 mmは必要である．しかし，実際にはさらに長い距離が必要なことが多い．特に，ネック径が大きな動脈瘤では，遠位端でのアンカリングが最も重要であり，この部分で適切な拡張と距離がなければ，瘤内での展開時に容易にステントは近位側，すなわち動脈瘤内へ滑落する．

留置の実際

1. セットアップ

A) コイル併用しない場合

　8 Frガイディングカテーテル（または6 Frガイディングシース）を1本のみ使用する．中間カテーテル（遠位アクセスカテーテル）として5 Fr Navien（Covidien / Medtronic）115 cm，ステント留置用にはMarksmanマイクロカテーテルを使用する．Navien 115 cmの長さを最大限使用するために，8 FrガイディングカテーテルはYコネクターではなく，Tコネクターを使用する．術中造影は8 Frガイディングカテーテルより行う（Navienからは造影できない）．

B) コイル併用する場合

　7 Frガイディングカテーテル（または5 Frガイディングシース）を1本，さらに対側大腿動脈より5 Frガイディングカテーテルを使用する．このように2軸を用意するのは，Pipeline留置時に瘤内に留置したマイクロカテーテルとの干渉によりマイクロカテーテル先端が動くのを避けるためである．7 Frガイディングカテーテルより5 Fr Navien 115 cm / Marksmanを誘導する．5 Frガイディングカテーテルより瘤内へマイクロカテーテルを留置する．術中の造影は5 Frガイディングカテーテルより行う（7 Frガイディングカテーテルからは造影できない）．

2. ワーキングプロジェクション

　留置予定部位は最も長く見える角度（内頚動脈瘤の場合は通常，側面に近い角度）を設定する．この際に，動脈瘤ドームや他の血管が重なっても構わない．また，コイル塞栓を併用する場合は，母血管と動脈瘤ができるだけ分離できる角度を別に設定する（通常，いわゆるdown-the-barrel viewがとりやすい）．巨大動脈瘤の場合，動脈瘤遠位と近位の血管を同一平面に収めることができないことがあり，その場合は，遠位と近位を別々の角度で視認する．

3. ステントの選択

　正しく計測された母血管径（扁平化している部分は長短軸の平均値）を基に，最も大きな血管径を同定する．ステント径は最大血管径よりも小さいかほぼ同程度である必要がある．ただし，Pipelineは表示径よりも0.25 mm大きく拡張できるので（また，バルーン拡張しても表示径＋0.25 mm以上は拡張できない），できるだけ最大血管径に近く，しかもできるだけ小さいサイズのほうが拡張しやすい．頚動脈ステントのように"bigger is better"では決してないことに注意する．また，ステント長に関しても同様で，あまり長すぎる選択をすると，余計なカーブにまで留置させる必要がでてくるため難易度が上がる．また，短すぎるステント長は途中で瘤内に滑落したり，ステントのbridging techniqueが必要となる．必要十分なステント径とステント長の選択が本治療において最も重要である．

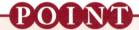

POINT　ステント選択にあたって
留置血管の血管径の正確な計測と適切なサイズのPipelineの選択が重要．

4. マイクロカテーテル誘導

　ネック径が大きな大型動脈瘤の場合，遠位側へマイクロカテーテルを誘導する（neck-bridging）は必ずしも容易でないが，ネック径よりも大きな半径のカーブをガイドワイヤーに整形することが最も重要である．必要に応じて，瘤内ドーム経由や小径のマイクロカテーテルからのエクスチェンジも検討する．Marksmanは極めて誘導性に優れたマイクロカテーテルであり（0.014 inchガイドワイヤーがM1に上がれば必ず誘導可能），われわれはほとんどの症例で直接誘導している．

5. 留置（図3）

　内頚動脈瘤の場合，ほとんど頭蓋底部分に重なるため，視認性を得るために最大拡大で留置する．PipelineはPTFEスリーブに遠位端を保護されており，このスリーブを意図的にM1からIC top部分で反転させてから展開開始することもできるが（図3B，C），Pipeline自体が拡張すれば自ずと反転するため，必ずしもこの反転手技に固執してはいけない．非常に抵抗が強い場合（特に長い35 mmのPipelineを選択した場合），このスリーブ反転を無理に行うとカテーテル先端が疲弊してアコーディオン化し，その後の展開操作が極めて困難となることがある．

　基本的には留置はデリバリーワイヤーを押すことによって行う（図4）．この点が頸動脈ステントのようにアウターシースを引くことで留置するステントとはまったく異なる．さらに，マイクロカテーテルはできるだけ血管の中央に位置するようにコン

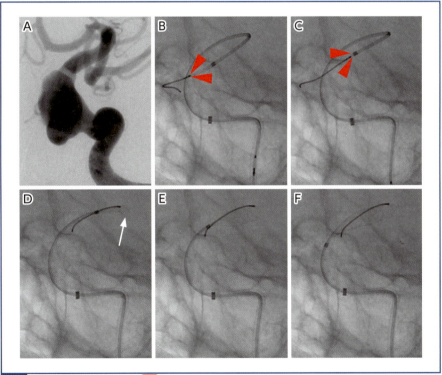

図3 留置の実際（その1，WEB）
A：ワーキングアングル．留置予定部位が最も視認しやすい角度で，動脈瘤は母血管に重なっても構わない．
B：M1でPipeline先端5mmほどを展開した．スリーブ（矢頭）は先端を保護するように近位側に向いている（実際には透視上は視認できない）．
C：いったん先端をリシースするとスリーブは反転して，遠位側へ向く．
D：再び先端5mmを展開すると，遠位端（矢印）が開いた．
E：さらにデリバリーワイヤーをプッシュしていくと遠位端が大きく拡張した．
F：サイホンの遠位部まで（C2まで）の展開ができた．

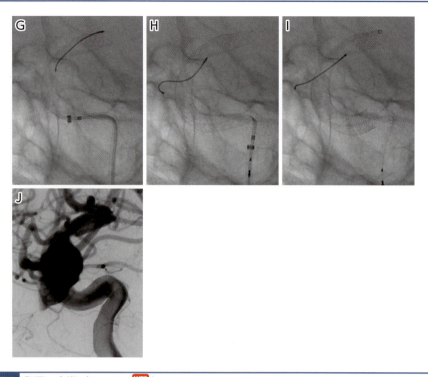

図3 留置の実際（その2, WEB）
G：サイホンの屈曲部に入ると，左手でカテーテルを小弯側に引き戻しながら，右手でワイヤーをさらにプッシュして展開する．
H：サイホン部の展開が終わり，最後のC4部でワイヤーをプッシュして展開する．
I：近位端がC4-5のカーブにかからないようにさらにシステムプッシュ操作（左手でマイクロカテーテルをさらにプッシュ）も追加しながら，左手でワイヤーをプッシュして展開を終了した．
J：動脈瘤内には造影剤の停滞所見（eclipse sign）が認められる．

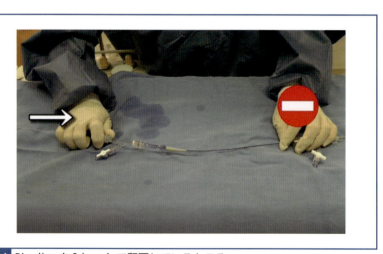

図4 Pipelineを2-handsで留置しているところ
右手の第1・2指でYコネクターを持ち，第3～5指でデリバリーワイヤーを押して留置する．このとき，左手でMarksmanマイクロカテーテルを保持して，状況によってカテーテル位置を調整しながら留置する．術者が両方をコントロールすることが望ましい．

トロールし，屈曲部ではより小弯側に位置させて留置する．イメージとしては，カテーテル先端からステントが広がっていこうとする方向のスペースを確保するために，カテーテルの位置を調整する．このデリバリーワイヤーを押す操作とマイクロカテーテルの位置調整は同時並行で行うのが望ましく，筆者は左手でマイクロカテーテル，右手の第3～5指でデリバリーワイヤーを押している．ただし，抵抗が非常に強い場合は，両手でワイヤーを押すこともある．留置途中は適宜，単純撮影で展開を確認しながら行い，リシースマーカー直前で必ず造影を行い，血管への密着を慎重に評価する．特に，動脈瘤遠位側の密着は極めて重要である．逆に，動脈瘤近位側は留置後に拡張するのは容易である．

POINT　ステント留置のコツ
- 従来のステントと異なり，デリバリーワイヤーのプッシュ操作で留置する．
- 右手によるワイヤープッシュ操作と左手によるカテーテルコントロールは術者が2-handsで行うのが望ましい．

6. Angioplastyを含む追加手技

留置後にデリバリーワイヤーに沿ってMarksmanを遠位に再誘導する．この際に意図的にステントの内腔にあたるようにMarksmanを誘導することで，展開不良の部分はさらに拡張する．Marksmanのみを残してデリバリーワイヤーを抜去して，コーンビームCT（3倍希釈造影剤）を使用して，ステントの密着を評価する（図5）．密着不良の部分がみられた場合，0.010 inchの300 cmのマイクロガイドワイヤーを誘導して，HyperForm（Covidien／Medtronic）7×7 mmで拡張する．大型動脈瘤の場合，適切な留置が行われると，eclipse signと呼ばれる造影剤の停滞所見がみられるが，それほど大きくない動脈瘤やサイズのわりにネック径が非常に大きい紡錘状動脈瘤に近い形状の場合，eclipse signはみられにくい．Eclipse signがみられなくても適切な留置が行われていれば，動脈瘤は閉塞するのであまりこだわる必要はない．逆に，eclipse signが出ていても，適切に留置されていなければ不完全閉塞の結果となり得ることのほうが重要である．

7. コイル塞栓

硬膜内動脈瘤で，①15 mm以上，②サイズのわりにネック径が小さい，③症候性動脈瘤（頭痛を含む），④大弯側に位置するなどの場合，同時にコイル塞栓も併用し

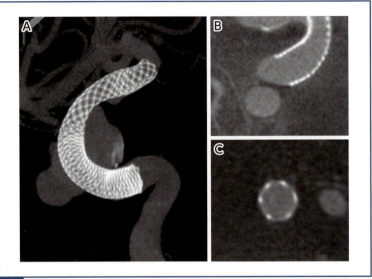

図5 追加手技
A：C1-2 junctionからC4にかけて展開されたPipeline．遠位端はややPipelineが伸張しており，porosityは大きくなっている．この部分は元々の血管径が小さく，留置したPipelineがオーバーサイズであるためである．ネック部からC4にかけてはporosityは小さくなっている．この部位では，選択したPipelineが適切な径であると同時に，留置時に強いプッシュ操作を加えているためである．
B：Pipeline近位端．良好に密着している．
C：Pipeline遠位部で扁平化していた部分の断面像．扁平化していた血管（図2C）はPipelineの留置により真円となっている．

て遅発性動脈瘤破裂を予防する（図6）．どの程度コイルを挿入すれば十分かについてはエビデンスがないが，あまり充填率を増やすと，神経圧迫症状が悪化することもあるため注意する．われわれは体積塞栓率15％程度を目安にしている（図7）．

周術期管理

1．抗血小板療法

通常，治療の10日から2週間前ぐらいからアスピリン100 mgとクロピドグレル75 mgを投与開始する．血小板凝集能のモニタリングが望ましく，クロピドグレル抵抗性の場合，①倍量にする，②クロピドグレルをプラスグレル（適応外使用）に変更する，③シロスタゾールを追加する，のいずれかを検討する．2剤投与は6カ月継続し，動脈瘤の閉塞にかかわらず，6カ月以降は単剤（通常はアスピリン）を継続する．

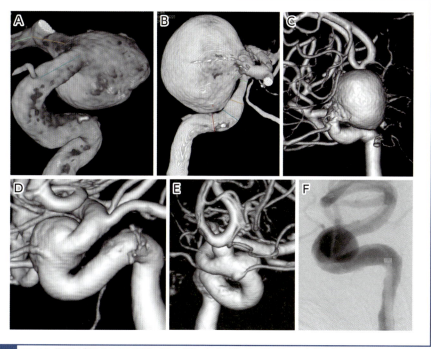

図6 コイル併用が望ましい症例（A～C）と必ずしも必要ない症例（D～F）
A：母血管の近位と遠位に強い角度が付いており，動脈瘤は屈曲の大弯側に位置する．母血管の血流の大部分が動脈瘤に入るような形状となっている．
B：動脈瘤最大径に比してネック径は非常に小さく，ジェット瘤が生じていると予想される．
C：視神経障害で発症している症候性動脈瘤．
D：紡錘状動脈瘤に近い形状で最大径も13mm程度である．
E：2こぶ状の動脈瘤でネック径は7mmと大きい．最大径は10mmである．
F：サイホンの小弯側に位置する上下垂体動脈分岐部動脈瘤．最大径は12mm．

2. 抗炎症療法

　神経圧迫症状は術後数週間（通常，2週間以降から2カ月以内）に増悪することがある．この場合，プレドニゾロン1 mg/kg（体重50kgでプレドニゾロン50 mg）を1日1回投与する．Taperingは2～3カ月かけて行う．

中長期管理

　治療後6カ月と12カ月で脳血管撮影を行う．12カ月の時点で動脈瘤の完全閉塞と完全な母血管のreconstructionが完成していれば，24カ月の時点で抗血小板薬の中止

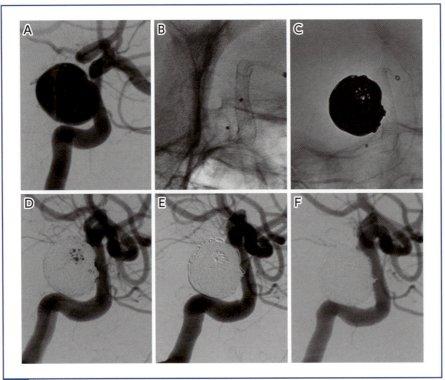

図7 コイルを併用したPipeline留置手技
A：視神経障害で発症した傍鞍部内頸動脈瘤．
B：瘤内を半周するようにマイクロカテーテルを留置した後に，PipelineをC1からC3に留置した．
C：コイル7本（280cm）を留置した．
D：動脈瘤内にはまだ造影剤の流入がみられる．体積塞栓率は19％．術後よりプレドニゾロン50mg/dayを開始し，4カ月かけて漸減し中止した．
E：6カ月後のDSAでは，動脈瘤内には造影剤の流入はみられない．
F：12カ月後のDSAでも完全閉塞を維持している．術前視力は1.0で経過中に0.01まで悪化したが，12カ月の時点で1.5まで改善した．

を検討する．12カ月の時点で完全閉塞していなければ，さらに24カ月時点で脳血管撮影を行う．動脈瘤の完全閉塞を確認せずに抗血小板薬を中止することは絶対に避けるべきである．

代表的な報告のサマリー

1. 閉塞率

フォローアップ期間が長くなればなるほど閉塞率は増加する．本邦の治験と同じ適

応で施行された米国治験（PUFs Trial）では，12カ月での閉塞率は86％である[1]．一方，後方循環などの適応外症例が含まれるIntrePED studyではやや閉塞率は低下し，12～24カ月では71％と報告されている[4]．いずれの報告も完全閉塞が得られた後の再発率は0％であり，高い根治性が示されている．

2. 分枝血管のpatency

後交通動脈や眼動脈の起始部がPipelineで被覆された場合，フォローアップ時にそれぞれ10.7％（3／28），10.5％（8／76）で閉塞していたと報告されている[5]．ただし，閉塞例はいずれも側副血行が豊富で症候を呈した症例はない．側副血行に乏しい前脈絡叢動脈は閉塞例はなかった（0／21）．つまり，側副血行が良好な分枝はPipelineで起始部が被覆されると，圧較差が逆転して逆行性描出に変わることにより閉塞し得る．逆に，側副血行に乏しい分枝や穿通枝は通常閉塞しない．ただし，被覆されるPipelineの本数が増加すると分枝の閉塞率は上がるとされるため（1本で15.2％，2本で25％，3本で36.4％），前脈絡叢動脈などは複数のPipelineがかかることを避けるべきである．

3. 抗血小板療法

Pipeline手技の際にVerifyNowで測定されたP2Y12 reaction unit（PRU）が60以下，240以上はそれぞれ有意に出血性および虚血性合併症を増加させると報告されている[2]．この報告では至適なPRU値は70～150としている．ただし，出血性合併症が欧米人よりも多い日本人でこの値をそのまま適応できるかは疑問である．米国の主要施設のアンケート調査では，Pipeline手技の際の抗血小板薬の第一選択はアスピリンとクロピドグレルだが，クロピドグレルのpoor-responderに対しては，プラスグレルまたはチカグレロルを使用する施設がほとんどであったという[3]．

引用・参考文献

1) Becske T, Kallmes DF, Saatci I, et al：Pipeline for uncoilable or failed aneurysms：results from a multicenter clinical trial. Radiology 267：858-68, 2013
2) Daou B, Starke RM, Chalouhi N, et al：P2Y12 Reaction Units：Effect on Hemorrhagic and Thromboembolic Complications in Patients With Cerebral Aneurysms Treated With the Pipeline Embolization Device. Neurosurgery 78：27-33, 2016
3) Gupta R, Moore JM, Griessenauer CJ, et al：Assessment of Dual Antiplatelet Regimen for Pipeline Embolization Device Placement：A Survey of Major Academic Neurovascular Centers in the United States. World Neurosurg 96：285-92, 2016
4) Kallmes DF, Hanel R, Lopes D, et al：International retrospective study of the pipeline embolization device：a multicenter aneurysm treatment study. AJNR Am J Neuroradiol 36：108-15, 2015
5) Rangel-Castilla L, Munich SA, Jaleel N, et al：Patency of anterior circulation branch vessels after Pipeline embolization：longer-term results from 82 aneurysm cases. J Neurosurg：1-6, 2016［Epub ahead of print］

2 B Flow Diverter
FRED

国立病院機構水戸医療センター脳神経外科　佐藤 允之
筑波大学脳神経外科脳卒中予防治療学講座　松丸 祐司

デバイスの基本情報

　The Flow-Redirection Endoluminal Device（FRED，MicroVention／Terumo）は脳動脈瘤治療用のFlow Diverterステントである（図1）．

- ナイチノールワイヤーを編み込むように作られたbraided stentで，closed-cell designの自己拡張型ステントである．
- 48本のワイヤーによるporosityの低い（金属量の多い）内層ステントと16本のワイヤーによるporosityの高い（金属量の少ない）外層ステントの2層構造である（表）．
- この2層構造はFRED中心部のみで全長の80％で，両端は外層のみである．内層は主に血流改変効果を，外層は血管への密着（stent-wall apposition）と内層の支持を担う．
- 各々の層は，タンタルムワイヤーをらせん状に編み込むことにより固定されている．タンタルムは視認性が良いため，ステントの展開および留置状態をX線透視下で視認することができる．
- 両端はフレア状に拡張し，4つの放射線不透過マーカーがある．

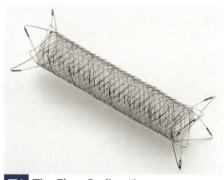

図1　The Flow-Redirection Endoluminal Device（FRED）

表 日本で使用可能・治験中のFlow Diverter stentのまとめ

	Pipeline Flex	FRED	Surpass
材質	クロムコバルト プラチナタングステン	ナイチノール	コバルトクロム
フィラメント・層	48・single	48・dual	48/72/96・single
X線不透過線	なし	ヘリカル（4本）	プラチナ（12本）
金属被覆率	30〜35%	NA	30%
Poreサイズ	0.020〜0.052	0.031〜0.048	NA
回収可能	90%展開まで	50〜90%展開まで	NA

- 治験では5つの径（3.5，4.0，4.5，5.0，5.5 mm）のFREDが使用可能であり，2.5〜5.5 mmまでの血管径に対応した．FREDの有効長は7〜56 mmである．
- 内腔が0.027 inchのマイクロカテーテル（Headway 27，MicroVention / Terumo）より留置可能で動脈瘤近傍で展開しても，全長の80％未満であればrecaptureが可能である．
- 2017年1月現在，治験中であり，本邦では治験参加施設以外では治療を施行できない．

適応

日本の治験において適応となる動脈瘤の部位は，内頚動脈錐体骨部より前大脳動脈A1部または中大脳動脈M1部まで，頭蓋内椎骨動脈および脳底動脈である．形態は，ネック径が4 mm以上かつ最大径が10 mm以上，治療を必要とする紡錘状動脈瘤，最大径が7 mm以上10 mm未満でも，従来の治療法では再発の可能性が懸念されるものである．また親血管の近位および遠位径が2.5〜5.0 mmで，60日以内にくも膜下出血を起こしているものは除外している．

治療計画・方法

1週間前よりクロピドグレル75 mgおよびアスピリン100 mgを投与し，治療中は

全身ヘパリン化を行う．

　全身麻酔下に，大腿動脈から5 Frのlong introducer sheath（ASAHI FUBUKI Dilator Kit，朝日インテック）を標的血管に誘導し，そこから5 Frのdistal access-guiding catheter（SOFIA，MicroVention / Terumo）を動脈瘤近傍まで進める．バイプレーン血管造影装置（Allura xper 20/20，Philips Healthcare）による血管撮影と，それに引き続く3次元回転撮影を施行し，ワークステーション（XtraVision Workstation，Philips Healthcare）上で血管径の計測を行う．FREDの径の選択は動脈瘤の近位部の血管径を主に参考にし，長さは有効長が動脈瘤の近位端と遠位端より少なくとも2 mm以上あるものを選択する．

　内腔が0.027 inchのマイクロカテーテル（Headway 27）を十分遠位に誘導して，FREDの先端チップを安全に展開できる位置まで進める．次にFREDをマイクロカテーテルに挿入し留置部に進める．マイクロカテーテルをアンシースしフレア部が展開したら，手元のYコネクターのバルブを緩め，FREDのデリバリーワイヤーを押し，自然にマイクロカテーテルが押し戻されるようにアンシースする．透視下に視認できるタンタルムワイヤーの状態を参考に，FREDが血管に密着するように十分時間をかけながら展開する．FREDの展開が悪く良好なwall appositionが得られない場合，さらにデリバリーワイヤーを押して展開を試みるが，時にデリバリーワイヤーを引いてから再度押すとFREDが展開することがある．

　FREDが留置できたら，通常の血管撮影と希釈造影剤をガイディングカテーテルから持続動注しながらコーンビームCT（VasoCT，Philips Healthcare）を施行し，FREDの展開の状態や血管への密着の状態を確認する．展開または密着が不十分な場合，バルーンカテーテル（Scepter，MicroVention / Terumo）をFREDの中に慎重に誘導し拡張する．穿刺部は止血デバイス（Angio-Seal）を用いて止血する．

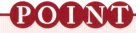
うまく展開しない場合のコツ

FREDの展開が悪く，良好なwall appositionが得られない場合，さらにデリバリーワイヤーを押して展開を試みる．時にデリバリーワイヤーを引いてから再度押すとFREDが展開することがある．

留置の実際

1. Case 1

65歳，女性．左動眼神経麻痺で発症した，症候性の左内頸動脈傍鞍部の部分血栓

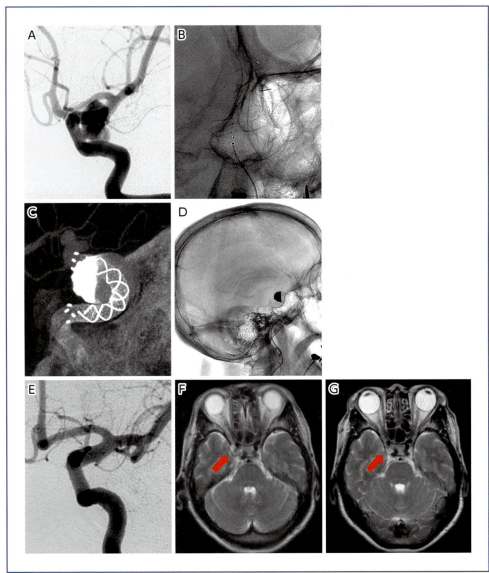

図2 症例1：症候性左内頸動脈傍鞍部部分血栓化脳動脈瘤（10mm）
A：Working angle，B：ステント留置後，C：CBCTによるFRED留置状態，D：FRED留置後のeclipse sign，
E：1年後血管造影（OKM scale D），F：術前MRI（T2WI），G：1年後MRI（T2WI）．

化未破裂動脈瘤（10 mm）．FRED（5.5 mm×14 mm）を留置し，CBCTで良好な展開と血管壁への圧着を確認した．留置直後の撮影では動脈瘤内への造影剤の貯留（eclipse sign）を認めた．半年後の血管造影で，動脈瘤の完全閉塞（OKM scale D）を確認した（図2）．

2. Case 2

　58歳，女性．無症候性の右内頚動脈海綿静脈洞部の未破裂脳動脈瘤（13 mm）．FRED（5.5 mm×14 mm）を留置し，CBCTで良好な展開と血管壁への圧着を確認した．半年後の血管造影で，動脈瘤頚部のわずかな造影剤の漏出（OKM scale C）を認め，1年後も継続した．MRIでは動脈瘤は縮小傾向を示していた（図3）．

3. Case 3

　72歳，女性．右眼の動眼神経麻痺と外転神経麻痺で発症した右内頚動脈海綿静脈

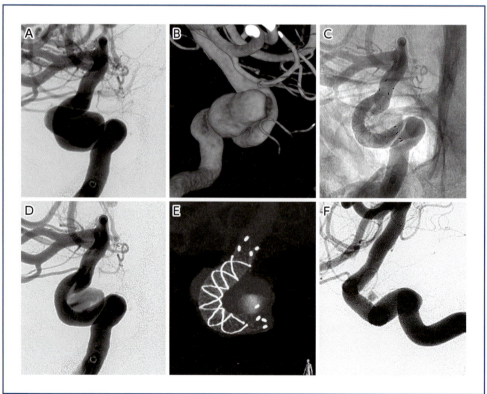

図3　症例2：無症候性右内頚動脈海綿静脈洞部未破裂脳動脈瘤（13mm）
　　　A：Working angle，B：3D rotation angiography，C：ステント留置後，D：ステント留置直後の内頚動脈造影，E：CBCTによるFRED留置状態，F：1年後血管造影（OKM scale C）．

洞部の部分血栓化未破裂脳動脈瘤（25 mm）．FRED（4.5 mm × 28 mm）を留置し，ステント近位部の拡張不良を認めたのでScepter XC（MicroVention / Terumo）4 mm × 11 mmを使用して拡張した．留置直後の造影では動脈瘤内への造影剤の停滞を認めた．半年後，1年後の血管造影では，依然として動脈瘤は描出（OKM scale B）され，MRIでは動脈瘤の大きさはわずかに増大傾向であった（図4）．

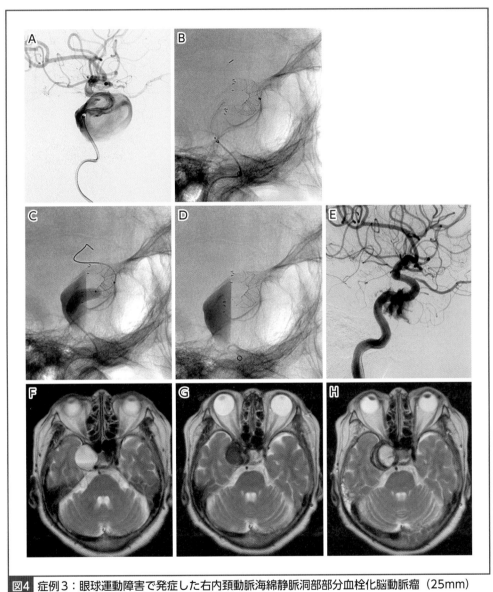

図4 症例3：眼球運動障害で発症した右内頸動脈海綿静脈洞部部分血栓化脳動脈瘤（25mm）
A：Working angle，B：ステント留置後，3D rotation angiography，C：ステントの血管壁への圧着不良のため，近位部にSceptor XCによるPTAを追加，D：PTA追加後（eclipse sign），E：1年後血管造影（OKM scale B），F：術前MRI（T2WI），G：1年後MRI（T2WI），H：1.5年後MRI（T2WI）．

周術期・中長期管理

　留置後はヘパリンを48時間持続投与し，抗血小板薬も継続する．血管造影は6カ月後と12カ月後に予定した．治験のプロトコールでは抗血小板薬の2剤投与を12カ月継続することとし，それ以後は各施設の方針にゆだねられた．12カ月後の血管造影，コーンビームCTの所見を参考に，抗血小板薬の減量・休薬を予定することとしている．

治療成績の報告

　FREDはCE Markの認証を得ており，ヨーロッパを中心に使用されている．Diazらは14動脈瘤に対しFREDを留置し，周術期の合併症はなく，部分的な展開でのrecaptureも容易であったことを報告している[1]．Poncyljuszらは8例のFRED留置例で周術期に合併症なく，5例で後に血管造影を施行し全例で完全閉塞が得られたが，1例で無症候性の血栓症を報告している[2]．Kocerらは33例37動脈瘤に使用し，周術期合併症は3％で，完全閉塞は4～6カ月で80％，7～12カ月で100％であったことを報告した[3]．

　FREDの特徴は，その2層構造である．Porosityの低い内層は動脈瘤への血流を低下させ血流変更を担い，Porosityの高い外層は血管への密着と内層の支持を担う．外層は内層より両端が3mmずつ長い．そのため外層のみ留置された部分では，懸念されている穿通枝閉塞の危険性は低いと考えられる．またカテーテル内では外層のみがカテーテルに接触するため，カテーテル内での抵抗が減り，誘導が容易であるとKocerらは考察している[3]．さらに，らせん状に編み込まれたタンタルムワイヤーにより，ステントの拡張状態は容易に観察可能であり，DiazらもX線透視下での良好な視認性を報告している[1]．

　Kocerらは，FREDが28例で眼動脈起始部に留置されたが，その後の血管造影で閉塞はなく，1例で一過性の虚血症状が発生したことを報告している．また，FRED留置後のステントの形態の変化について，1例で治療翌日にステントの短縮（foreshortening）を報告している．その理由として，ステント径が母血管より小さかっ

たことと，ワイドネックであったためネック部でステントが留置後に拡張したことを挙げている．Braded stentは拡張すると短縮するため，それを考慮したサイズと長さの選択が必要である．

またKocerらは，経過観察中に4例でステントの両端または片方がすぼまってしまうfish mouth現象も報告している．その原因は不明としているが，この現象が起きたすべての症例で第1世代のFREDが使用されており，外層のステントに使用されているワイヤー径がLVISステント（MicroVention / Terumo）と同様に，やや太いものに改良された第2世代のFREDでは認められないと報告している．また，endoleakを予防するために近位血管径に合ったサイズ選択を推奨している[3]．通常血管は遠位のほうが細いため，遠位血管径より大きなものを選択する可能性もあり，それが1 mm以上あると，ステントの拡張およびwall appositionが障害されることも同時に報告している．

引用・参考文献

1) Diaz O, Gist TL, Manjarez G, et al：Treatment of 14 intracranial aneurysms with the FRED system. J Neurointerv Surg 6：614-7, 2014
2) Poncyljusz W, Sagan L, Safranow K, et al：Initial experience with implantation of novel dual layer flow-diverter device FRED. Wideochir Inne Tech Maloinwazyjne 8：258-64, 2013
3) Kocer N, Islak C, Kizilkilic O, et al：Flow Re-direction Endoluminal Device in treatment of cerebral aneurysms：initial experience with short-term follow-up results. J Neurosurg 120：1158-71, 2014
4) Mohlenbruch MA, Herweh C, Jestaedt L, et al：The FRED flow-diverter stent for intracranial aneurysms：clinical study to assess safety and efficacy. AJNR Am J Neuroradiol 36：1155-61, 2015
5) O'Kelly C J, Krings T, Fiorella D, et al：A novel grading scale for the angiographic assessment of intracranial aneurysms treated using flow diverting stents. Interv Neuroradiol 16：133-7, 2010

B Flow Diverter
Surpass

広南病院血管内脳神経外科　赤松 洋祐
広南病院血管内脳神経外科　松本 康史

形状と構造

- Y-コネクターを介してデリバリーカテーテルに挿入されて包装（図1）．
- Mono-layer．
- 自己拡張型で低気孔率のチューブ状メッシュ（図2）．
- 柔軟性が高く，キンクが発生しにくい（図3）．
- サイズは3 mm，4 mm，5 mmの3種類のみ（表）．
  （＊Pipelineは3.0 mmから5.0 mmまで0.25 mm刻みで9種類）
- 原料は主にコバルト・クロム合金からなる．
- 透視下における視認性を上げるためにプラチナ・タングステン（92％：8％）がマーカーワイヤーに織り込まれている．
- 2017年1月現在，本邦では保険収載されておらず，使用することができない．

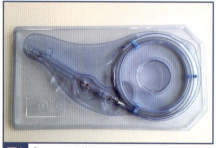

図1　Surpass Kit

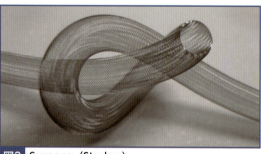

図2　Surpass（Stryker）

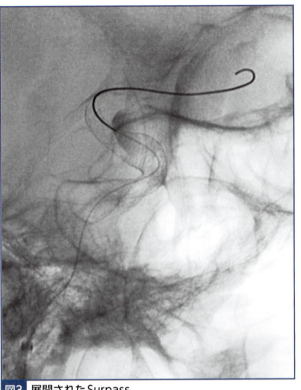

図3 展開されたSurpass

表 The list of SJN1301

表示サイズ	直径公称値 A (mm)	非拘束時の直径	長さ B (mm)	ワイヤー本数	ワイヤー径 (μm)	推奨適合血管径 (mm)
3×15	3.55〜4.00	≥3.5	15±1.5	72	32±2.54	2.5〜3.5
3×20			20±2.0			
3×25			25±2.5			
4×15	4.45〜5.00	≥4.4	15±1.5	72	32±2.54	3.4〜4.4
4×20			20±2.0			
4×25			25±2.5			
4×30			30±3.0			
4×40			40±4.0			
4×50			50±5.0			
5×20	5.35〜6.25	≥5.3	20±2.0	96	32±2.54	4.3〜5.3
5×25			25±2.5			
5×30			30±3.0			
5×40			40±4.0			
5×50			50±5.0			

2章 各論：頭蓋内動脈ステントを用いた治療の実際

適応

1. 選択基準

被験者は，以下のすべての基準を満たしていなければならない．

①同意取得時の年齢が20歳以上，80歳以下である．
②自由意思による文書同意を得ることができる．
③以下の基準を満たす未破裂脳動脈瘤を1つ有する．

- 終末部を含む内頚動脈内に位置している．
- 標準的な0.014 inchガイドワイヤーでの処置が可能である．
- 標的脳動脈瘤のネック径が4 mm以上または識別不能である．
- 標的脳動脈瘤のドーム最大径が10 mm以上である（囊状，紡錘状および解離性の脳動脈瘤を含む）．
- Surpass留置予定部位の血管径が，近位部と遠位部ともに2.5 mm以上5.3 mm以下である．

④予定される12カ月間の来院や検査に従う意思がある．

2. 除外基準

被験者は，以下の基準に一つでも該当する場合は，本治験から除外する．

- 使用する可能性のある薬剤，金属に対するアレルギーを有している．
- クロピドグレル耐性が確認されている．
- 治験手技前12週間以内に頭蓋内インプラント術を受けている．
- 治験手技前30日以内に頭蓋外動脈（頚動脈または椎骨動脈）または頭蓋内動脈に対するステント留置術，血管形成術または動脈内膜切除術を受けている．
- 治験機器の留置および適切な密着を阻害する恐れがある動脈瘤部または動脈瘤近位部の親動脈に対するステント留置術を受けている．
- 治験機器の留置および適切な密着を阻害する恐れがあるコイル塞栓術を受けている．
- 血小板数が100×10^3個／mm^3未満または血小板機能障害を有する．
- 治験期間中に治療を行う予定のある複数の脳動脈瘤を有する．
- CTまたはMRIが禁忌である．

- 重度神経障害により自立生活が不可能な状態である．
- 不安定神経障害（治験登録前30日以内で臨床症状が悪化している）を有する．
- 血清クレアチニンが2.0 mg / dL以上である．
- 血管内治療に適さない解剖学的構造を有している（脳血管に高度の屈曲または狭窄が認められる）．
- 頭蓋外狭窄または標的脳動脈瘤の近位部血管に50％以上の狭窄を有する．
- 心臓疾患（心房細動／ペースメーカ，亜急性心筋梗塞，症候性うっ血性心不全，または頚動脈狭窄等），肺疾患，未管理糖尿病，進行性神経疾患，血管炎およびその他の重篤な疾患を併発しているもしくはステロイドを含む免疫抑制剤を使用している．
- 以下のいずれかを有する．
  - 出血性素因の既往
  - 凝固障害の既往
  - 国際標準比（INR）＞1.5の既往歴

  上記に該当しない場合でも，輸血を拒否している．
- 治験登録前30日以内にくも膜下出血を発症している．
- 標的脳動脈付近に未治療の動静脈奇形を有している．

代表症例

46歳，女性．頭痛の精査で無症候性の左内頚動脈瘤を指摘された．

血管撮影所見：Left internal cartotid artery（ICA）のclinoid segment〜supraclinoid segment内側から内下方に突出するφ10.4 × 6.7 × 6.5 mm（neck 7.3 mm）の広頚嚢状動脈瘤を認める（図4）．前上方内側に突出する小さなblebも認める．

1. 術前診断

10mmを超える左内頚動脈の広頚嚢状動脈瘤であり，flow diversionによる治療を企図した．

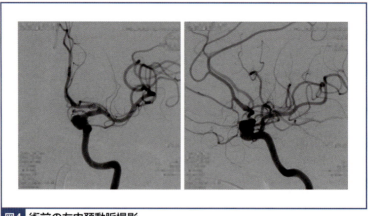

図4 術前の左内頚動脈撮影
ワーキングアングル 正面（RAO9／CAU9），側面（LAO80／CRA13）．

2. 術前管理

　抗血小板薬：術前5日以上前からdual antiplatelet therapyとしてアスピリン100 mg／日，クロピドグレル75 mg／日をプロトンポンプ阻害薬であるボノプラザン10 mg／日と併用して開始し，術当日にVerify Now systemを用いてaspirin-reaction unit（ARU）とP2Y12 reaction unit（PRU）を測定する．

3. 術中管理

　当院では原則的に全身麻酔下の手術を行っている．
　抗凝固療法：全身ヘパリン化（ヘパリン80単位／kg静注）し，activated coagulation timeを前値の2〜2.5倍に延長し，以後1時間ごとにヘパリンを16単位／kg静注．

4. 治療の実際

　ASAHI FUBUKI Dilator Kit 6 Fr（朝日インテック）をLeft ICAのcervical segmentに留置．Co-axialにDACカテーテル5.2 Fr（Stryker）をpetrous segmentまで先進させた．DACカテーテルから3D血管撮影を行い，Surpass留置予定部位の計測を行った．近位部ICA径は3.8 mm，遠位部ICA径は3.8 mm，想定留置長は24.0 mmであった（図5）．直径4.0 mm，長さ30 mmのSurpassを選択した．
　予定していた部位にSurpassを留置し（ WEB ①，②），留置後の血管撮影を行った．ステントの近位側に密着していない所見が認められたので，Gateway（Stryker）4.0×12 mmを6 atm，15 secで拡張した（図6）．

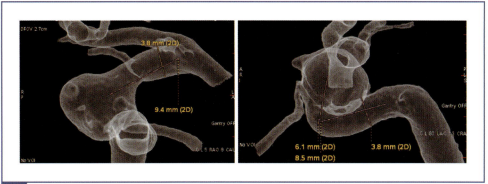

図5 3D DSAで近位内頚動脈径とステント留置予定部の距離を測定

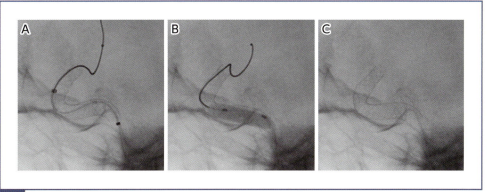

図6 Surpass留置
A：拡張前，B：拡張中，C：拡張後．

　術直後のコーンビームCTでSurpassが血管壁に密着していることを確認した．術直後および，術後1週間の血管撮影（図7）でも動脈瘤は造影されていた．経過観察で行った，術後6カ月の血管撮影では動脈瘤は消失していた（図8）．

POINT
Surpass留置のコツ・印象
- Pipeline同様，デリバリーワイヤーのプッシュ操作で留置する．
- Pipelineより展開は容易な印象である．

5. 術後管理

　抗血小板薬：術後6カ月まで継続し，アスピリンを中止．それ以降は術後1年までクロピドグレルとボノプラザンを継続し，ステント狭窄がなければ中止する．
　抗浮腫療法：Flow diversion後に動脈瘤周囲の脳浮腫を認めることがあり，その予

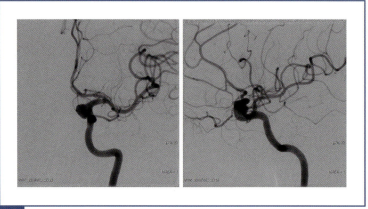

図7 Surpass 留置1週間後の脳血管撮影
動脈瘤はまだ造影される．

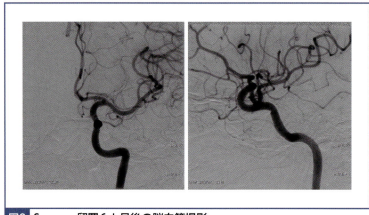

図8 Surpass 留置6カ月後の脳血管撮影
動脈瘤の消失を確認した．

防目的にベタメタゾン4 mg×3／日を術後から開始し症状に応じて漸減する．

画像評価：術後1週間，6カ月，1年後にMRIと血管撮影で評価．

代表的報告のサマリー（文献紹介）

　Surpassの臨床経験の報告は出始めたばかりであるが，未破裂脳動脈瘤に対する短期治療成績を示した3つの症例集積研究がある．

　De Vriesらは，治療困難と思われる37例，49の脳動脈瘤を対象とした治療成績をまとめている．結果は1例を除き1本のみでのSurpassの留置を行え，周術期の

morbidityとmortalityは認めなかった．その後の経過中，4例に一過性脳虚血発作とminor strokeを生じ，そのうち1例に4カ月後の神経症状が後遺し，MRIで母血管閉塞が確認されている．対象症例の12例は症候性動脈瘤で，治療後の経過観察中7例で症状の改善を認めた．6カ月後の血管撮影では94％（31例中29例）で完全閉塞が得られた[1]．

Wakhlooらは，世界中の24施設からの集積した症例を報告している．対象はneck 4 mm≦，dome/neck 2≧の165例，190の未破裂脳動脈瘤．結果は161例，186動脈瘤（98％）に平均1.05本の留置に成功し，経過観察を行った93.2％の症例のうち，morbidityは6％で認め，前方循環系では4％，後方循環系では7.4％であった．Mortalityは2.7％で認めた．経過観察中の神経学的死亡は前方循環系で1.6％，後方循環系で7.4％であった．全体の86.8％で行えた経過観察血管撮影では75％に完全閉塞率が得られた[2]．

Colbyらは，北米での治療経験を報告している．対象はサイズ≧10 mm，ネック4 mm≧の20例の未破裂脳動脈瘤．結果は，60％に≧grade Ⅱの大動脈弓，55％に頚部内頚動脈の著明な蛇行，60％に海綿静脈洞部の蛇行を認めたが，19例に良好なvessel appositionが得られたと報告している．この結果を受けて，蛇行した血管へのaccessibilityとvessel appositionの良さが示唆されている[3]．

これら3つの症例集積研究から，治療困難な未破裂脳動脈瘤に対するSurpassを用いたflow diversionの短期的な安全性と効果が示唆された．

Surpassの現状

国内では当科の9例を含み6施設で30例が登録され，すべての被験者の1年後の経過観察を終了している．米国でも180例の被験者の登録と経過観察は終了している．近々結果の解析を実施し，日米で製造販売承認申請を予定している．

引用・参考文献

1) De Vries J, Boogaarts J, Van Norden A, et al : New generation for Flow Diverter (surpass) for unruptured intracranial aneurysms : a prospective single-center study in 37 Patients. Stroke 44 : 1567-77, 2013
2) Wakhloo AK, Lylyk P, de Vries J, et al ; Surpass Study Group : Surpass flow diverter in the treatment of intracranial aneurysms : a prospective multicenter study. AJNR Am J Neuroradiol 36 : 98-107, 2015
3) Colby GP, Lin LM, Caplan JM, et al : Flow diversion of large internal carotid artery aneurysms with the surpass device : impressions and technical nuance from the initial North American experience. J Neurointerv Surg 8 : 279-86, 2016

C 動脈硬化性頭蓋内動脈狭窄症に用いるステント
Wingspan

国立循環器病研究センター脳卒中集中治療科　山上 宏

はじめに

　動脈硬化性頭蓋内動脈狭窄に対して本邦で保険承認されているステントは，Wingspan stent system（Stryker）のみである．本稿ではそのスペックと構造に関する基本事項，適応，これまでのエビデンスについて概説し，治療の実際について実践的に述べる．

基本情報

　Wingspan stent systemは，ステントとデリバリーシステムからなり，ステントはあらかじめデリバリーカテーテル（アウターボディ）先端内腔に装填されている．

1. ステント（図1，表1）

- ニッケル-チタン合金（ナイチノール）製の自己拡張型ステント
- 円周上に3個のコネクタで各セグメントを連結した，オープンセル構造
- 両端にテーパー加工した4個のプラチナマーカーを配置
- ストラットの厚さは0.0030 inch，幅は0.0028 inch

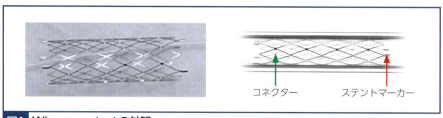

図1　Wingspan stentの外観

表1 ステントサイズと推奨血管径

ステント径 (mm)	展開後ステント径 (mm)	ステント長[1] (mm)	推奨血管径[2] (mm)
2.5	2.8	9	>2.0, ≤2.5
		15	
3.0	3.4	9	>2.5, ≤3.0
		15	
		20	
3.5	3.9	15	>3.0, ≤3.5
		20	
4.0	4.4	15	>3.5, ≤4.0
		20	
4.5	4.9	15	>4.0, ≤4.5
		20	

1：病変の両側で最低3mm確保できるよう，病変より6mm長いステント長を選択する．
2：この表で推奨されたサイズと，病変の近位または遠位のうち大きいほうの血管径を元に，ステント径を選択する．

- セグメントの長さは0.075〜0.081 inch，数は4〜10
- 短縮率は2.4〜7.1％
- 3.0 TまでのMRIに適合

2. デリバリーシステム（図2，表2）

- デリバリーカテーテル（アウターボディとインナーボディ）と回転式止血バルブから構成される
- ナイロン，ステンレススチール，ポリエチレン製
- プロファイルは3.5 Fr，有効長は135 cm，適合ガイドワイヤーは0.014 inch

適応と禁忌

　症候性の頭蓋内主幹動脈狭窄を有し，経皮的バルーン血管形成術が適用となる患者において，①血管形成術時に生じた血管解離・急性閉塞または切迫閉塞に対する緊急処置，または，②他に有効な治療法がないと判断される血管形成術後の再治療に限定して使用する．

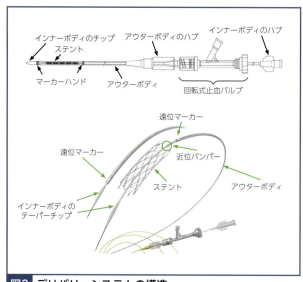

図2 デリバリーシステムの構造

表2 デリバリーシステムのスペック

項目	仕様
システムプロファイル	3.5Fr
有効長	135cm
先端テーパーチップのエントリープロファイル	0.027inch
先端テーパーチップの最大プロファイル	0.046inch
先端テーパーチップの長さ	9mm
先端部柔軟長	35cm
親水性コーティング／長さ	Hydropass®親水性コーティング／先端60cm
適合最大ガイドワイヤー外径	0.014inch
適合最小ガイドワイヤー長	300cm
適合最小ガイディングカテーテル内径	0.064inch（6Fr）以上

　また，日本脳卒中学会，日本脳神経外科学会，日本脳神経血管内治療学会の定める「頭蓋内動脈ステント（動脈硬化症用）適正使用指針」を満たす医師および施設で使用する．

　禁忌は，留置後の抗血小板および／または抗凝固療法が禁忌である患者．また，ニッケル・チタン合金，プラチナ・イリジウム合金に対する過敏症が明らかである患者では，治療のリスクとベネフィットを十分に検討する．

　米国においては，後述するSAMMPRIS試験の結果にもとづき，食品医薬品局（FDA）より適応に関する勧告が出されている（**表3**）．

表3 本邦の適応と米国FDAの推奨

本邦の適応

症候性の頭蓋内動脈狭窄症に対するバルーン拡張式血管形成術用カテーテルを用いた経皮的血管形成術において，以下の場合に使用する．
- 血管形成術時に生じた血管解離，急性閉塞または切迫閉塞に対する緊急処置
- 他に有効な治療法がないと判断される血管形成術後の再治療

米国FDAの推奨

年齢：22〜80歳
狭窄率：70％以上
内科的治療中の2回以上の脳梗塞（TIAは除く）
脳梗塞の発症後7日以上経過していること
脳梗塞の発症後にmRS 3以下に回復していること

エビデンスと代表的文献[1-3]

　Wingspanの使用にあたっては，対象疾患である症候性頭蓋内動脈狭窄症に関する下記のランダム化比較試験ならびに国内治験成績に関する知識を熟知し，適応となる症例は本治療を担当しない専門家との協議を行うなど，慎重に判断することが推奨される．

＊Chimowitz MI, Lynn MJ, Howlett-Smith H, et al：Comparison of warfarin and aspirin for symptomatic intracranial arterial stenosis. N Engl J Med 352：1305-16, 2005
〔Warfarin-Aspirin Symptomatic Intracranial Disease（WASID）trial〕

【目的】 動脈硬化性の症候性頭蓋内動脈狭窄に対する，ワルファリンとアスピリンの有効性および安全性を比較する．

【方法】 対象は，頭蓋内主幹動脈の50〜99％狭窄が原因と考えられる脳梗塞またはTIA例で，自立歩行が可能（mRS≦3）な患者．発症90日以内に，ワルファリン（目標INR 2.0 - 3.0）またはアスピリン（1,300 mg／日）のいずれかの治療群にランダム化した．主要エンドポイントは，脳梗塞再発，脳出血または脳卒中以外の心血管死．

【結果】 各群403例の登録を予定していたが，ワルファリン群の安全性に関する懸念のため，569例がランダム化された時点で新規登録が中断された．平均1.8年の観察期間中に，アスピリン群とワルファリン群での有害事象の発生率は，死亡が4.3％ vs 9.7％（HR 0.46, 95％ CI 0.23 - 0.90, P = 0.02），重大な出血が3.2％ vs 8.3％（HR 0.39, 95％ CI 0.18 - 0.84, P = 0.01），心筋梗塞または突然死が2.9％ vs 7.3％（HR 0.40, 95％ CI 0.18 - 0.91, P = 0.02）であった．主要エンドポイントは，アスピリン群

22.1％，ワルファリン群21.8％で認められ，差が無かった（HR 1.04，95％ CI 0.73 - 1.48，P ＝ 0.83）．また，狭窄血管領域の脳梗塞の発生にも差はなかった（15.0％ vs 12.1％，HR 1.26，95％ CI 0.81 - 1.97，P ＝ 0.31）．

【結論】症候性頭蓋内動脈狭窄症に対するワルファリンはアスピリンに比して，脳梗塞の再発を減少させず，死亡や出血のリスクを増大させた．

＊Chimowitz MI, Lynn MJ, Derdeyn CP, et al：Stenting versus aggressive medical therapy for intracranial arterial stenosis. N Engl J Med 365：993-1003, 2011
〔Stenting and Aggressive Medical Management for Preventing Recurrent Stroke in Intracranial Stenosis（SAMMPRIS）trial〕

【目的】動脈硬化性の症候性頭蓋内狭窄に対する，内科治療とWingspan stent systemを用いる経皮的血管形成術とステント留置術（percutaneous transluminal angioplasty and stenting，以下PTAS）の有効性と安全性を比較する．

【方法】対象は，脳梗塞（mRS 3以下）または一過性脳虚血発作を生じてから30日以内で，頭蓋内動脈の70～99％の狭窄が原因と考えられる症例．内科治療群とPTAS群のいずれかに1：1でランダム化した．両群で積極的内科治療として登録後90日間のアスピリン325 mg／日＋クロピドグレル75 mg／日の抗血小板薬2剤併用療法（dual antiplatelet therapy：DAPT），降圧療法（140 mmHg未満，糖尿病患者は130 mmHg未満），スタチンを用いた脂質低下療法（LDLコレステロール70 mg／dL未満）および禁煙を含む治療が行われた．主要エンドポイントは，30日以内の死亡または脳卒中，PTAS施行後30日以内の死亡または脳卒中，または狭窄血管領域における30日以降の虚血性脳卒中の発症の複合である．

【結果】各群382例の登録を予定していたが，30日以内の脳卒中または死亡の発生率がPTAS群で内科治療群に比して有意に多かった（12.5％ vs 5.8％，P ＝ 0.002）ため，451例がランダム化された時点で新規登録が中断された．30日以降の狭窄血管領域の脳梗塞は両群で13例に発生した．平均11.9カ月の観察期間中に，主要エンドポイントの発生はPTAS群で有意に多く（P ＝ 0.009），年間発生率はPTAS群で20.0％，内科治療群で12.2％であった．

【結論】症候性頭蓋内動脈狭窄症に対して，積極的内科治療はWingspan stent systemを用いたPTASよりも有効性が高かった．PTAS群における早期の脳卒中リスクが高かったことと，積極的内科治療での脳卒中リスクが予想よりも低かったことが原因と考えられる．

＊Fiorella D, Derdeyn CP, Lynn MJ, et al：Detailed analysis of periprocedural strokes in patients undergoing intracranial stenting in Stenting and Aggressive Medical Management for Preventing Recurrent Stroke in Intracranial Stenosis（SAMMPRIS）. Stroke 43：2682-8, 2012

【目的】SAMMPRIS試験でWingspan stent systemを用いたPTASを施行した症例における，周術期の脳血管イベントに関連する因子を明らかにする．

【方法】PTAS群における登録後30日以内の虚血性または出血性脳卒中の発生に関連する因子を検討した．

【結果】PTAS群に割り付けられた224例のうち，213例に実際に治療が行われた（PTAのみ5例，stent留置208例）．出血性脳卒中は13例（実質内出血7例，くも膜下出血6例），虚血性脳卒中は21例（穿通枝閉塞13例，塞栓症4例，両者の混合2例，遅発性ステント閉塞2例）に合併した．出血性脳卒中には，高度狭窄，mRS低値およびACTの過延長を伴うクロピドグレルのloadingが，虚血性脳卒中には，非喫煙，脳底動脈狭窄，糖尿病および高齢が関係していた．

【結論】SAMMPRIS試験における周術期の脳卒中は多様な原因で起こり，最も多かったのは穿通枝閉塞によるものであった．PTASにおける周術期合併症の関連因子は明らかとなったが，患者選択における有用性は限定的である．

＊国内治験の成績
〔頭蓋内動脈ステント（動脈硬化症用）適正使用指針より〕

【目的】頭蓋内動脈狭窄性病変に起因する一過性脳虚血発作または脳卒中患者における脳動脈ステントシステム（Wingspan stent system）の安全性および性能を評価すること．

【方法】対象は20歳以上80歳以下，薬物療法に治療抵抗性の虚血性脳血管障害が生じ，本治験機器が到達可能な血管（内頚動脈，中大脳動脈，椎骨動脈，脳底動脈）に，狭窄率50％以上（WASID法）の頭蓋内動脈狭窄を有する患者．Wingspan stent systemを用いた頭蓋内ステント留置術を施行し，術後6カ月間の観察が行われた．主要エンドポイントは，手技6カ月後までの同側脳卒中または死亡．

【結果】20例が登録され，ステント留置前に中止された1例を除く19例が解析対象となった．主要エンドポイントは，2例（10.5％）に認められた．安全性の解析対象は全20例で，重篤な有害事象は6例8件に発生し，脳梗塞3件，一過性脳虚血発作，脳出血，血管穿孔，水頭症，脳血管発作（攣縮）それぞれ1件で，脳梗塞1件と一過性

2章 各論：頭蓋内動脈ステントを用いた治療の実際

脳虚血発作1件は機器との因果関係が否定できないとされた．

【結論】本治験の結果に基づき，本邦におけるWingspan stent systemの適応を限定したうえで，薬事承認ならびに保険償還が行われた．

術前診断・治療計画

上述のように，Wingspan stent systemの適応は，症候性頭蓋内動脈狭窄に対して，PTAを施行していることが前提となり，PTAのみを予定している場合にもWingspan留置の用意をしておくべきであろう．

術前診断は，まず治療対象となる狭窄病変の評価として，狭窄部血管径と正常部血管径を計測し，WASID法により狭窄率を算出する（図3）．

次に，病変の近位および遠位の血管径と病変長を計測し，サイズ選択チャート（表

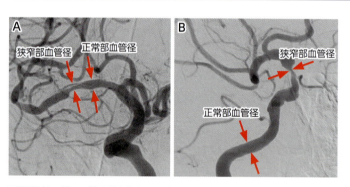

WASID法：[1 －（狭窄部血管径 / 正常部血管径）]×100＝狭窄率（％）

図3 WASID法による狭窄率の算出

A：MCA，VA，BAの狭窄における正常血管径計測位置．
  a. 狭窄が限局的で，対象血管の起始部まで及んでいない場合，狭窄より近位で径が最も広く，血管壁が正常かつ平行で，屈曲がない部位を正常部血管径とする（A）．
  b. 対象血管の起始部に病変が及ぶ場合，母動脈の径が最も広く，血管壁が正常で屈曲がない部位を正常部血管径とする．
  c. 対象血管の全長に病変が及ぶ場合，最も遠位で血管壁が正常かつ平行で，屈曲のない部位を正常部血管径とする．

B：頭蓋内ICAの狭窄における正常血管径計測位置．
  a. Pre-cavernous，cavernous，およびpost-cavernous部の場合，最も広く，屈曲のない血管壁が正常なpetrous部を正常部血管径とする（B）．
  b. Petrous部全体に動脈硬化が及ぶ場合，頭蓋外内頚動脈の最も遠位で，血管壁が正常かつ平行な部位を正常部血管径とする．

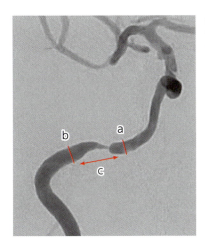

図4 ステントサイズの決定

1) を基準にして，ステント径は近位または遠位のいずれか大きいほうの正常血管径に合わせて，ステント長は病変長よりも6 mm以上長いサイズを選択する（図4）．

急峻な蛇行血管にある病変や，近位と遠位の血管径が著しく異なる病変，正常血管径が2.0 mm以下の血管，病変長が長い病変などでは，手技が困難となるため注意を要する．また，アクセスルートについても十分評価し，病変までの到達が難しい解剖学的構造を有する場合にも注意が必要である．

治療の実際

1）術前抗血小板薬

治療の5日以上前から抗血小板薬を2剤以上で開始する．通常はクロピドグレル75 mg／日とアスピリン100 mg／日を併用することが多いが，本邦ではシロスタゾール200 mg／日を用いることもある．クロピドグレルは，十分な抗血小板作用が得られるまでに3〜5日かかるため，治療直前に開始する場合には300〜600 mgのローディング量を投与する（本邦では保険適応外）．VerifyNow® systemを用いた血小板機能測定を治療前に行うことが好ましい．

2）ガイディングシステム

　Wingspanデリバリーシステムの適合最小ガイディングカテーテル内径である0.064 inch（6 Fr）以上のガイディングカテーテルを選択する．Exchangeやデバイスの誘導の際に十分安定させるため，8 Fr＋6 Frのガイディングカテーテルや，9 Frバルーンガイディングカテーテル＋6 Frガイディングカテーテルなどのcoaxial systemを用いて，できるだけ遠位に留置することが望ましい．

3）病変通過

　対象血管の部位や形状によりマイクロカテーテルとガイドワイヤーを選択し，病変を通過させてできるだけ末梢まで誘導し，300 cmのガイドワイヤーにexchangeする．Wingspanデリバリーシステムの誘導は必ずしも容易ではなく，jumpingによるワイヤー穿孔を避けるため，exchange用ガイドワイヤーは先端を小さなJシェイプにしておくことが重要である．

　当院では，Excelsior SL-10（Stryker）とASAHI CHIKAI 0.014 inch×200 cm（朝日インテック）を用いてlesion crossし，ASAHI CHIKAI 0.014 inch×300 cmにexchangeすることが多い．

4）前拡張

　Wingspanの留置前には，前拡張を行うことが前提となる．PTAバルーンのサイズは狭窄部の遠位血管径を超えないものを選択する．控えめのサイズを用いることで血管解離の合併を防ぎ，ある程度の拡張が得られればPTAのみで手技を終了できる．

　一方でWingspan留置後の後拡張は，バルーンがステントストラットに引っかかりステントが移動する危険があるため，十分な前拡張を行うことが重要である．ステント留置を考慮する場合にはやや大きめのサイズのPTAバルーンを用いた前拡張を行うほうがよい．通常はGateway Over-The-Wire PTAダイラテーションカテーテル（Stryker）を用いることが多い．

POINT

前拡張

ステント留置後の後拡張は，バルーンがステントストラットに引っかかりステントが移動する危険があるため，十分な前拡張を行うことが重要．

5) ステント留置

　Wingspan stent systemを標的病変部のやや遠位まで進め，ステント遠位端のマーカーで位置を確認する．

　インナーボディの近位バンパーが，ステント近位端のマーカーに達するまでインナーボディを前進させて位置調整する．ただし，この操作が困難な場合は，デリバリーシステムが折れてしまわないように無理をしない．

　デリバリーシステム全体をわずかに引き戻してたわみを取り除き，ステントを展開する位置決めを行う．

　インナーボディを右手で保持し，左手でアウターボディを慎重に引き戻してステントを展開する．Wingspanはリシースができないため，目標とする留置位置から動かないようにゆっくりと留置を行うことが重要である．

　ステントを留置したら，デリバリーシステムを慎重に抜去する．後拡張が必要な場合に備えてexchange用のガイドワイヤーは留置したままとするが，上述のように後拡張を行う際は十分に注意が必要である．

> **POINT ステント留置のコツ**
> リシースができないため，目標とする留置位置から動かないようにゆっくりと留置を行うことが重要．

代表症例（図5）

　内科治療抵抗性の右内頚動脈海綿静脈洞部の狭窄病変に対して，PTA後にWingspan 3.0／20 mmを留置した．

術後管理

　術後はDAPTを3～6カ月継続し，DSAで再狭窄の有無を確認した後に，単剤への

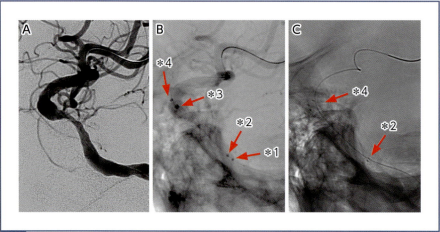

図5 代表症例
A：治療前
B：Wingspanを展開中．インナーボディの近位バンパー（＊1）とステント近位端マーカー（＊2）を近づけた状態で，ステントの近位端マーカーおよび遠位端マーカー（＊4）を指標に位置決めを行う．アウターボディを引き戻すと，その遠位マーカー（＊3）が近位に降りてくるが，ステントのマーカーが動かないように慎重に展開する．
C：ステント展開後．ステント近位端マーカー（＊2）と遠位端マーカー（＊4）が各々4個開いていることが確認できる．

減量を検討する．DAPTは，術前と同様にクロピドグレル75 mg／日とアスピリン100 mg／日を用いることが多い．SAMMPRIS試験の結果から，術後30日を超えての虚血性脳卒中の発生は少なく，周術期の抗血小板療法を十分に行うことが必要である．VerifyNow systemでクロピドグレルの効果が不十分である場合には，シロスタゾールを加えた抗血小板薬3剤併用を行う場合もあるが，術後1〜2週間にとどめておくべきであろう．また，保険適応外であるが，プラスグレルの投与を行う施設もある．

術後抗凝固療法として，アルガトロバンの持続点滴を2日間行う場合もあるが，その有効性は不明である．

長期間のDAPT継続は，頭蓋内出血のリスクが高くなるため，血圧管理を130／80 mmHg未満を目標に厳格に行う．もちろんスタチンを用いた脂質低下療法を継続し，糖尿病や喫煙などのリスク因子のコントロールも十分に行うことが重要である．

謝辞：画像を提供いただいた，神戸市立医療センター中央市民病院脳神経外科の坂井信幸先生，今村博敏先生に感謝いたします．

引用・参考文献

1) Chimowitz MI, Lynn MJ, Howlett-Smith H, et al：Comparison of warfarin and aspirin for symptomatic intracranial arterial stenosis. N Engl J Med 352：1305-16, 2005
2) Chimowitz MI, Lynn MJ, Derdeyn CP, et al：Stenting versus aggressive medical therapy for intracranial arterial stenosis. N Engl J Med 365：993-1003, 2011
3) Fiorella D, Derdeyn CP, Lynn MJ, et al：Detailed analysis of periprocedural strokes in patients undergoing intracranial stenting in Stenting and Aggressive Medical Management for Preventing Recurrent Stroke in Intracranial Stenosis (SAMMPRIS). Stroke 43：2682-8, 2012

2 C 動脈硬化性頭蓋内動脈狭窄症に用いるステント
バルーン拡張型ステント

神戸市立医療センター中央市民病院神経内科・総合脳卒中センター
大阪大学大学院医学系研究科神経内科学　**藤堂 謙一**

基本情報

- 代表的デバイス名：Integrity coronary stent system
- 販売元：日本メドトロニック株式会社
- ステント材質：コバルト – ニッケル – クロム – モリブデン合金
- 構造：ステントはバルーン部分にあらかじめマウントされており，バルーンを拡張することでステントが拡張し，留置される．
- 本来の適応：対象血管径が2.25〜4.0 mmの範囲で，病変長30 mm以下の冠動脈狭窄病変を有する症候性虚血性冠動脈疾患患者の治療に用いる．
- ガイドワイヤー推奨径：0.014 inch
- ガイディングカテーテル推奨径：6 Fr（0.064 inch）
- ステント内径（バルーン径）：2.25 / 2.5 / 2.75 / 3.0 / 3.5 / 4.0 mm
- ステント長：径2.25〜2.75 mmは，8 / 12 / 14 / 18 / 22 / 26 mmの6種類，径3.0〜4.0 mmは，9 / 12 / 15 / 18 / 22 / 26 / 30 mmの7種類．
- 推奨拡張圧：9 atm
- 最大拡張圧：15または16 atmで，各ステントは2.5 / 2.8 / 3.1 / 3.3 / 3.75 / 4.25 mmとなる．

適 応（図1）

　本邦では，症候性高度狭窄に対する再発予防目的のバルーン拡張術およびWingspan（Stryker）留置術のみ承認されているが，同目的のその他のステント留置術や，緊急血行再建術でのステント留置術は承認されていない．

1. 症候性高度狭窄に対する再発予防

　SAMMPRIS試験[1]では，自己拡張型ステント留置術による症候性頭蓋内脳動脈狭窄症例において，再発予防効果（脳卒中・死亡の抑制効果）は示されず，むしろステント治療群で脳卒中・死亡の発生が多かった．そのため本邦では，「他に有効な治療法がないと判断される場合を除き，本治療を行うべきではない」とされている．すなわち，高度の狭窄病変があり，十分な抗血栓療法，十分な危険因子管理を行っていてもなお，短期間に再発を繰り返す場合など，特殊な場合に限られる．さらに，頭蓋内動脈狭窄症に対するPTA（percutaneous transluminal angioplasty，経皮的血管形成術）において，「血管形成術時に生じた血管解離，急性閉塞または切迫閉塞に対する緊急処置（いわゆるrescue stenting）」の目的での使用に限られている[2]．

　一方，頭蓋内動脈狭窄症に対するバルーン拡張型ステント留置術は，本邦では未承認である．VISSIT試験は，SAMMPRIS試験の結果を受けて250例予定のところを112例で終了し，これも再発予防効果は示されなかった（後述）．

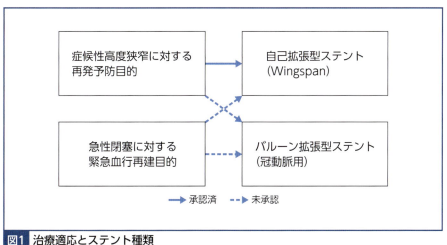

図1 治療適応とステント種類

2. 急性閉塞に対する緊急血行再建による転帰改善

　2014年以降，急性脳主幹動脈閉塞に対する緊急血行再建による転帰改善効果が相次いで示された．いずれも主にステントリトリーバーが用いられ，対象症例の多くが塞栓性の機序と推測される．しかしながら，アテローム硬化症による頭蓋内脳動脈病変の急性閉塞では，ステントリトリーバーによる血栓回収は必ずしも有効ではなく，PTAが有効なことも多い．その際に再開通を獲得しても狭窄が残存し，血管解離や切迫閉塞・再閉塞に至り，レスキュー治療の手段が必要となることもある．この場合も未承認ながらステント留置術が有効なこともあるが，評価可能な報告がないため，自己拡張型・バルーン拡張型ともステント留置術は承認されていない．

術前診断

1. 症候性高度狭窄に対する待機的治療

　術前脳血管造影では，アクセスルート，狭窄近位の内頚動脈または椎骨動脈の走行，狭窄部・狭窄前後の血管径，狭窄長，狭窄遠位の動脈走行，側副血行の程度，ワーキングアングルを確認する．MRAで狭窄後動脈の描出が不良な場合，脳血流SPECTで予備能を評価し，術後過灌流の危険性を予測しておく．

2. 急性閉塞に対する緊急血行再建

　急性脳主幹動脈閉塞における緊急血行再建時には，再開通までの時間が転帰に大きく影響するため，診断のための時間は最小限にする必要がある．われわれの施設では，搬入時にPT-INR値と全血クレアチニン血を簡易測定器で確認している．搬入5分後には頭部単純CTを撮像し，脳出血がなければ引き続き造影CT Angioを大動脈弓部から脳動脈まで撮像する．主幹動脈閉塞症例は血管造影室に移動・入室しながら検査室からの血小板数の報告を待ち，搬入から最短で20分後にはrt-PA静注療法を開始する．内頚動脈系の閉塞では9Frバルーン付きガイディングカテーテルを用い，椎骨脳底動脈系の閉塞では6Frガイディングカテーテルおよび支持のため鎖骨下動脈まで8Frガイディングカテーテルを進めて同軸システムとする．動脈穿刺から5分後に

は閉塞部診断のための造影を行う.

治療計画

1. 症候性高度狭窄に対する待機的治療

　術前診断造影から，バルーンサイズを決定しておく．われわれは，Gateway Over-The-Wire PTA ダイラテーションカテーテル（Stryker）を使用している．使用するバルーン径は，対象血管径（近位・遠位のうち細いほうの血管径）の80％以下のものを選択する．血管ごとのバルーン径の目安は，頭蓋内内頚動脈では3.0 mmまたは3.5 mm，中大脳動脈水平部（M1）近位では2.0または2.5 mm，同遠位では1.5 mmまたは2.0 mmを用いることが多い．バルーン長は9／12／15 mmのものを用いることが多い．

　動脈硬化が高度な場合，自己拡張型ステントでは十分な拡張を得られないこともある．病変までの内頚動脈または椎骨動脈の蛇行が軽度である，留置部位およびその前後の屈曲が軽度である，近位と遠位の血管径の差が小さい場合には，未承認であるが，冠動脈用バルーン拡張型ステント留置が適切なこともある．

2. 急性閉塞に対する緊急血行再建

　高度の動脈硬化所見を認め，先細り閉塞の所見があり（図2），同一血管支配領域の脳梗塞・TIA（transient ischemic attack）の既往がある場合などは，アテローム硬化症による急性閉塞と考えられる．塞栓症でも側副血行に富むこともあるため，側副血行の多寡のみでは必ずしも病型診断はできない．血栓回収術後の残存狭窄所見からアテローム硬化症の診断に至り，PTAに切り替えることもある．閉塞・狭窄前後の血管径を計測し，上述と同様にバルーンサイズを決定する．

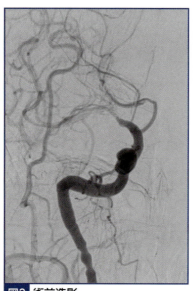

図2 術前造影
動脈硬化に伴うと考えられる先細りの高度狭窄を認め，狭窄遠位の造影遅延を認める．

留置の実際

　透視画面のフレーム内にガイディングカテーテルの先端が3cm程度映り込み，かつマイクロワイヤーを進める遠位動脈が十分に映り込むフレームで，拡大して造影する．マイクロカテーテル操作を安定させるためにも，ガイディングカテーテルをできるだけ遠位に誘導する．

　0.010 inchまたは0.014 inchのマイクロワイヤーを先端J型にシェイプし，マイクロカテーテルを組み合わせ，マイクロワイヤー先行・マイクロカテーテル追随を繰り返し，病変近位まで進めていく．その後トルカー位置を固定し直し，左手でマイクロカテーテルを持ち，右手でトルカーを操作してワイヤー先行で閉塞病変の通過を試みる．ワイヤー先端が閉塞部に突き当たったときの挙動をよく見ながら，1～2cm程度の前後動作にトルカー回転操作を加え，ワイヤー先端をコントロールし，真腔を通過させる．真腔を通過するときは，ワイヤーの先端がたわむことなく無抵抗で進んで通過する．

　通過した後は，ワイヤーを十分遠位に，できれば角回動脈などM2セグメントの長い分枝にワイヤーを慎重に進める．ワイヤーを遠位に進めているほどマイクロカテー

テルはM1-2移行部の屈曲を越えやすいが，ワイヤー穿孔に注意が必要である．

十分に遠位までマイクロカテーテルを進めたら，マイクロワイヤーを抜去する．抜去の際にはマイクロカテーテル腔内が陰圧になる．エアー混入を防ぐため，Yコネクターで動脈ライン灌流を使用するなどの工夫が必要である．

次に300 cmの0.014 inchマイクロワイヤーを先端J型にシェイプし，マイクロカテーテルの先端まで進める．術者1は，右手にワイヤーを持ち，左手でマイクロカテーテル近位端を持ち，5 cm程度ずつマイクロカテーテルのみ引き抜く．ワイヤー先端が滑落しないよう，透視画像を見ながら作業を進める．このとき，ガイディングカテーテル近位端Yコネクターから外に出た部分にたわみが生じると，先端が滑落する．それを防ぐために，ガイディングカテーテルのYコネクターのハブを締め気味にするか，術者2がガイディングガテーテル保持とともにマイクロカテーテルをつかみ気味にして，術者がマイクロカテーテルを引き抜くのに抵抗を感じるくらいにしておくと，たわみが生じないため先端の滑落も回避できる（図3）．

POINT
カテーテルを遠位に進めるコツ

ワイヤーを十分遠位に進めた上で，カテーテルにトルクをかけながら追随させる．

POINT
カテーテル置換のコツ

ワイヤー滑落を防ぐため，体外に出てきたカテーテルがたわまないようにする．そのためには，Yコネクターを締め気味にするか，術者2がハブから出たカテーテルをつかみ気味にして，引き抜きのテンションがかかるようにして，術者が引き抜き抵抗を感じるくらいにする．

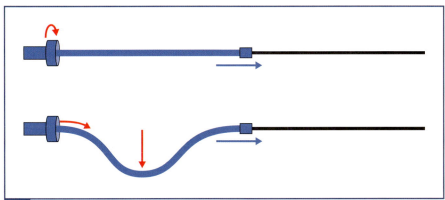

図3　カテーテルの置換
カテーテル置換時は，たわみを回避するため，Yコネクターのハブを締め気味にするか，術者2がつかみ気味にする．

上記の作業と並行して，助手がGatewayの準備を行う．バルーンルーメンをいったん十分に陰圧にした後，大気圧に戻す際に50：50の造影剤で満たす．ロングワイヤーを保持し，Gatewayを病変部位まで進め，位置確認の造影の後，バルーン拡張術を行う（図4）．1気圧10秒程度で拡張し，まず標準圧である6気圧で1〜2分間の拡張を行い，ゆっくりバルーンを解除する．その後，バルーン位置を微調整したり，拡張圧を上げたり，バルーン径を変更したり，条件を変えて追加PTAを行うことがある．バルーンをいったん近位に戻して造影し，10〜15分後までに解離や再狭窄（図5），切迫閉塞がみられるときには，ステント留置術を検討せざるをえない．ただし，中大脳動脈水平部（M1）遠位やその分枝後は，血管径が細く屈曲も強いため，再閉塞や血管解離・血管破裂・くも膜下出血のリスクが高く，ステント留置は困難である．ステント留置術を行う際には，ステント内急性血栓症のリスクが高く，rt-PA静注後であってもアスピリン100〜200 mgとクロピドグレル300 mgを経鼻胃管から投与し，抗血小板薬をローディングする必要がある．ACTを200〜300秒程度となるよう，ヘパリン投与も必要となる．

　バルーン拡張術までの治療経過の造影画像から，再度病変の近位・遠位の血管径，狭窄長をより正確に測定する．ステントバルーン径は，対象血管径（近位・遠位のうち細いほうの血管径）を超えてはならない．留置の際のずれを考慮すると長めのステントが理想だが，前後の血管の屈曲にステントがかかると血管破裂の危険性がある．

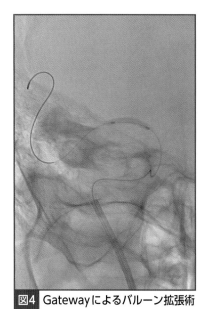

図4　Gatewayによるバルーン拡張術　　図5　PTA後再狭窄を認め，狭窄表面の不正を認める

また，留置部位まで屈曲を越えて誘導可能な柔軟性を確保するためには短いステントを選択しなければならない．ステントを留置予定部位に進め，確認造影を繰り返し，慎重に留置部位を決定する．

　留置部位にステントを進めた後でバルーンルーメンの準備を行う．Gatewayを体外で準備したときと同様に，バルーンルーメンをいったん十分に陰圧にした後，大気圧に戻す際に50：50の造影剤で満たす．ステントマウント状態のバルーンをあらかじめ体外で陰圧準備を行うと，誘導途中にステントが滑落する恐れがあるため，留置部位に誘導してから陰圧準備を行う．

　その後，前述のPTAよりもさらにゆっくりと慎重に拡張を開始する（図6）．拡張開始後にも位置確認のため造影を追加する（図7）．まずステント両端が拡張して，いわゆる「ドッグボーン状」（アニメの犬がくわえる骨のような形）になった（図8）ところで，バルーン拡張速度をさらに減速する．あるところで急に拡張して直線状になる（図9）ので，そこでバルーン拡張は終了し，30秒程度保持した後，バルーンを解除する．解除後，バルーンをそのままの位置で保持したままガイディングカテーテルから造影し，十分な拡張が得られていれば終了する（図10）．解除したバルーンをそのまま引き抜くと，留置したステントが一緒に滑落する恐れがあるため，いったんゆっくりとバルーンを遠位側にわずかに進めて，一緒にステントが動かないことを確認してからゆっくりと引き抜く（WEB）．

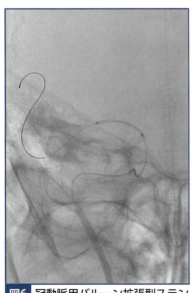

図6 冠動脈用バルーン拡張型ステント（Integrity）を誘導し，ゆっくりと拡張開始

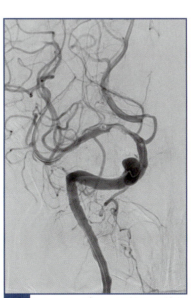

図7 Integrityバルーン拡張開始後にも，確認造影を追加

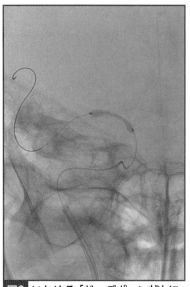

図8 いわゆる「ドッグボーン状」に、両端が先に拡張する

ここからバルーン拡張速度をさらに減速する．

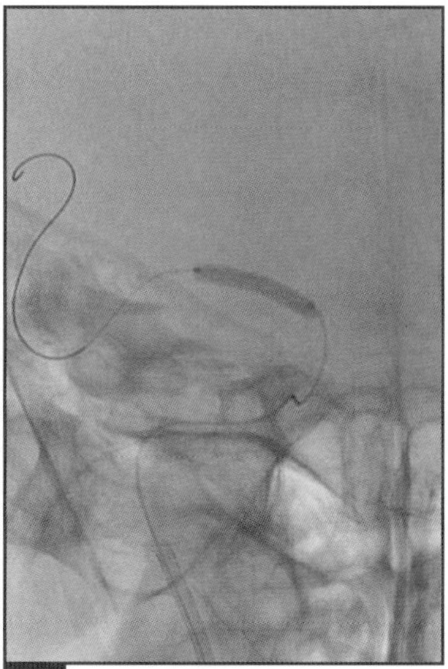

図9 バルーンが直線化して拡張したところで終了

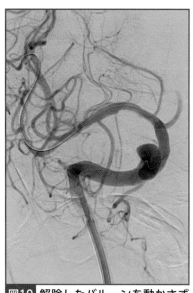

図10 解除したバルーンを動かさずに確認造影

周術期管理

　緊急血行再建術として本治療を行う場合，あらかじめ抗血小板薬を内服していないことが多く，術中に経鼻胃管からローディングする必要がある．rt-PA静注療法を行っている場合もあるが，ステント併用の場合は急性再閉塞の危険性が高く，その場合も抗血小板薬をローディングする必要がある．またACTが200～300秒となるよう，ヘパリン投与も必要となる．術後CTで出血変化がなければ，アルガトロバンの併用も考慮する．

中長期管理

　MRIではアーチファクトのためステント留置部の情報は得られない．そのため造影CTによりフォローアップを行う．抗血小板薬は，終生継続する必要がある．合わせて，新たな心血管疾患の発症を防ぐためにも，徹底した危険因子管理として，血圧治療，脂質治療，糖尿病治療，禁煙・運動・食事指導を行っていく．

文献紹介

1. 症候性高度狭窄に対する再発予防のためのステント留置術

　自己拡張型ステントに関するものは，前項に譲る．
　症候性頭蓋内脳動脈狭窄に対するバルーン拡張型ステント留置術の再発率の評価を目的とした前向き観察研究であるSSYLVIA試験[3]では，頭蓋内動脈狭窄43例と頭蓋外椎骨動脈狭窄18例の合わせて61例のうち58例にステント留置が行われ，脳梗塞が30日以内に4例，30日以降1年以内に4例に発生した．

症候性頭蓋内動脈狭窄症に対するバルーン拡張型ステント留置術の再発予防における有効性を内科治療のみと比較検証したVISSIT試験[4]では，SAMMPRIS試験の結果を受けて250例予定のところを112例で終了となった．30日以内の再発は24.1％（内科治療9.4％），1年以内の再発は36.2％（内科治療15.1％）で，内科治療の成績が良好であった．

2. 頭蓋内動脈急性閉塞に対する緊急血行再建による転帰改善目的の頭蓋内ステント留置術

SARIS試験[5]は，急性主幹動脈閉塞に対してWingspanを用いた直接的ステント留置術を実施する前向き単一群試験で，塞栓症・頭蓋内病変の区別なく実施され，20例のうち12例でthrombolysis in myocardial infarction（TIMI）スコア3，8例でTIMIスコア2の再開通を獲得した．しかしながら現在は血栓回収術が主流となっており，病型の区別なく直接的ステント留置術を行うことは非現実的である．

急性脳主幹動脈閉塞において，造影時または血栓回収後に頭蓋内動脈病変の急性閉塞と判断された症例に対して血管形成術（バルーン拡張術のみ，またはバルーン拡張術に自己拡張型ステント［Wingspan］留置術追加；PTAS）を行った群と，塞栓症と判断され血栓回収術のみを行った群を比較した後ろ向き研究が，韓国[6]の後，米国[7]から報告された．それぞれ急性脳主幹動脈閉塞172例中40例，228例中36例にPTASが実施された．前者はPTAS実施群の再開通率・転帰が良好で，後者はPTASの再開通率が不良だが転帰に差はなかった．

しかしながら，バルーン拡張型ステントを用いた緊急血行再建に関するまとまった報告はない．

引用・参考文献

1) Derdeyn CP, Chimowitz MI, Lynn MJ, et al：Aggressive medical treatment with or without stenting in high-risk patients with intracranial artery stenosis（SAMMPRIS）：the final results of a randomised trial. Lancet 383：333-41, 2014
2) 頭蓋内動脈ステント（動脈硬化症用）適正使用指針．脳卒中 36：151-62, 2014
3) SSYLVIA Study Investigators：Stenting of Symptomatic Atherosclerotic Lesions in the Vertebral or Intracranial Arteries（SSYLVIA）：study results. Stroke 35：1388-92, 2004
4) Zaidat OO, Fitzsimmons BF, Woodward BK, et al：Effect of a balloon-expandable intracranial stent vs medical therapy on risk of stroke in patients with symptomatic intracranial stenosis：the VISSIT randomized clinical trial JAMA 313：1240-8, 2015
5) Levy EI, Siddiqui AH, Crumlish A, et al：First Food and Drug Administration-approved prospective trial of primary intracranial stenting for acute stroke：SARIS（stent-assisted recanalization in acute ischemic stroke）. Stroke 40：3552-6, 2009
6) Yoon W, Kim SK, Park MS, et al：Endovascular treatment and the outcomes of atherosclerotic intracranial stenosis in patients with hyperacute stroke. Neurosurgery 76：680-6, 2015
7) Al Kasab S, Almadidy Z, Spiotta AM, et al：Endovascular treatment for AIS with underlying ICAD. J Neurointerv Surg; Aug 8, 2016 ［Epub ahead of print］

3章

新しい機器の開発と今後

1 日本の機器開発
—NCVC-CS1

国立循環器病研究センター脳神経外科　**佐藤　徹**
国立循環器病研究センター研究所医工学材料研究室　**中山　泰秀**
神戸市立医療センター中央市民病院脳神経外科・総合脳卒中センター　**坂井　信幸**

はじめに

　脳動脈瘤の治療は開頭クリッピング術とコイル塞栓術が2本柱であるが，大・巨大脳動脈瘤に対してはクリッピング術が困難であることが多く，現在でもEC-IC bypass + trapping術に代表されるような母血管閉塞と血行再建の組み合わせ治療が行われることが多い[1,2]．一方，脳血管内治療においては今世紀に入りbioactive coilやHydrogel coil，そして頭蓋内ステント併用による動脈瘤コイル塞栓術が登場したが，十分な結果をもたらすことができたとは言いがたい[3-8]．最近の話題は海外で普及しつつある，目の細かいステントであるFlow Diverterによる動脈瘤の閉塞であり，大・巨大動脈瘤に対する有効性を示唆する論文も多数発表されている[9-12]．本邦でも国内治験を経て2015年10月にPipeline Flex（Covidien / Medtronic）が保険収載され，国内の一部の施設で使用可能となった．

　一方，国立循環器病研究センター（以下，国循）では研究室室長の中山泰秀と国循脳神経外科出身の西 正吾（現・野崎徳洲会病院脳神経外科部長）が中心となり，10年以上前から脳動脈瘤閉塞用のカバードステントの開発を進めてきたが[13,14]，2011年になり当センターが厚生労働省の早期・探索的臨床試験拠点整備事業の拠点（医療機器）に指定され，脳動脈瘤治療用カバードステント（NCVC-CS1）が医療機器のシーズとして認定された．

　本稿ではNCVC-CS1のこれまでの開発から医師主導治験に至るプロセス，そして治験プロトコルの概要につき述べる．

NCVC-CS1の構造・特徴

　NCVC-CS1は，バルーンカテーテルに装着したコバルトクロム合金性のステントを厚さ20μmのポリウレタンフィルムで被覆し，それにエキシマレーザーで微細孔を開けた構造となっている．作成法については図1に示すとおり，ステンレス棒にポリウレタンをdipし，そこにステントをかぶせ，さらにポリウレタンをdipすることにより，ポリウレタン薄膜でステントをsandwichするかたちとし，エキシマレーザーでミクロンレベルのスリット孔を開ける，という方法である．この方法により，内外ともに平滑な面をもち，拡張時にしわの寄らないカバードステントが作成された（図2）．物性試験では頭蓋内動脈に誘導可能な冠動脈ステントであるIntegrity（Medtronic），Driver（Medtronic）と同等であることが確認された．

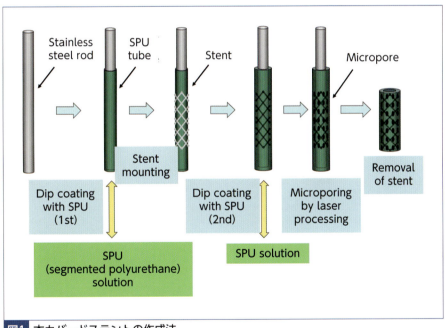

図1　本カバードステントの作成法

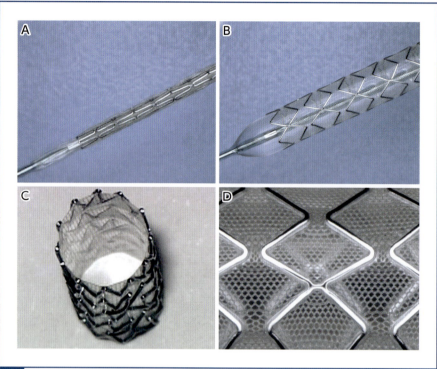

図2 カバードステントの写真
A：バルーンにマウントされた状態（拡張前）．
B：バルーンにマウントされた状態（拡張後）．
C：ステントの内側面（拡大）．平滑面であることがわかる．
D：ステントの外側面（拡大）．微細孔が等間隔に多数あることがわかる．
（A，Bは株式会社グッドマンより提供）

非臨床動物実験およびその結果

　次に，NCVC-CS1を頭蓋内動脈瘤の閉塞を目的として使用するにあたり，安全性と有効性を担保するためには，以下の要件を非臨床試験で確認することが必要と考えられた．

(1) 屈曲蛇行した頭蓋内動脈にスムーズに誘導，抜去可能であること．
(2) 動脈瘤頸部を覆うように母血管に本ステントを留置した際に動脈瘤を閉塞することが可能であり，かつ母血管の良好な開存が保たれること．なお，留置部位の母血管が屈曲蛇行している可能性も考慮する必要があること．
(3) 動脈瘤近傍および本機器留置部位に存在する母血管からの分枝が本ステント留置

後も開存していること.

そのため，PMDA（独立行政法人医薬品医療機器総合機構）の助言に基づいて以下の動物モデルを作成して，信頼性保証体制下において非臨床試験を行い，NCVC-CS1が上記各要件を満たすことができるか否かについて確認した.

1. 非臨床動物実験

（A）脳血管撮影における三次元回転撮影画像をもとに3-D printerで脳血管形状を模したプラスチック製のケースを作成し[15]（図3），これを接合延長したビーグル犬の両側頚動脈にはめ込むことにより，複数の蛇行を有する血管モデルを構築した（図4）. モデル作成1カ月後に本機器を通過させる実験を行い，脳主幹動脈と同等の血管径をもつ血管モデルでの本ステントの誘導性を確認した（図5）.

結果としては，5 mm×28 mmと最大サイズのNCVC-CS1は容易かつスムーズにこのカーブした血管モデルを通過させることができ，頭蓋内へのアクセスが十分可能であることが示された.

（B）上記（A）で作成したケースの屈曲部の一部をビーグル犬の頚動脈に装着することにより血管を屈曲させ[16]，その外弯側に頚静脈パッチを用いて実験的動脈瘤を作成し（図6A〜C），作成1カ月後に本機器を血管内から瘤頚部に誘導留置し（図

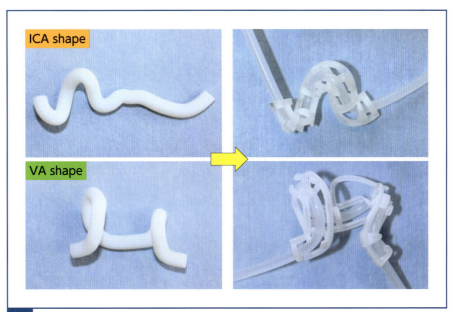

図3 蛇行血管用ケースの作成
3-D RAの情報から3-D printerを用いてcaseを作成し（左），組織への安定性および手術操作の容易さを考えskeletonizeした（右）.

3章 新しい機器の開発と今後

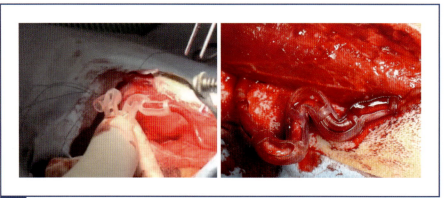

図4 図3で示したcaseをイヌ両側頚動脈を接合した血管にはめ込み，carotid siphonを模した血管モデルを作成

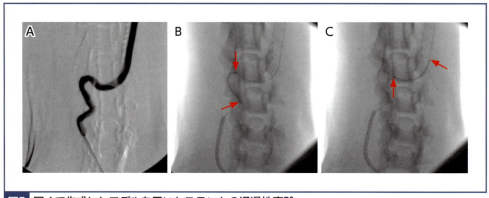

図5 図4で作成したモデルを用いたステントの通過性実験
A：Control run.
B，C：ステントはカーブした血管モデル内をスムーズに通過することができた（ステント両端を矢印で示す）．

6D），動脈瘤の閉塞状態，母血管壁への密着および母血管の開存を留置直後および3カ月後に血管撮影で確認し，3カ月後に母血管および実験的動脈瘤を摘出し，動脈瘤の閉塞状態，母血管壁への密着，母血管の開存，炎症所見の有無を病理学的に検討した（図6E，F）．

結果としては，5 mm×28 mmサイズの本ステントは瘤頚部に容易かつスムーズに誘導留置可能であり，ステント留置直後から瘤内の血流はほぼ消失した．3カ月後の病理学的検討では瘤頚部は完全に内皮に被覆されており，動脈瘤は完全に器質化していることが確認された．

（C）ウサギの腹部大動脈に本機器を血管内から誘導留置し，分枝である腰動脈の開存を留置直後，1年後に血管撮影で確認し，1年後の血管撮影後にステント留置部位の大動脈を摘出し，母血管および分枝の開存，炎症所見の有無を病理学的に検討し

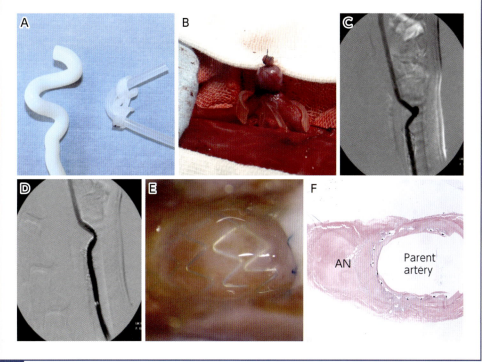

図6 動脈瘤閉塞実験
A：図3で用いたcaseの一部を切り出す．
B：これをイヌ頸動脈に装着し，venous patchで動脈瘤を外弯側に作成．
C：ステント留置前の血管撮影．
D：ステント留置直後の血管撮影．動脈瘤はほとんど消失している．
E：ステント留置3カ月後の組織（血管内腔側）．瘤頸部は完全に上皮化している．
F：組織切片．動脈瘤の完全器質化および母血管の開存，ステント内腔の完全な内皮形成が確認される．

た[17]（図7, 8）．

　結果としては，3.5 mm×16 mmサイズの本ステントを1本留置しても（図7B），2本重ねて留置しても（図7C），腰動脈の血流は保たれており，1年後の血管撮影でも同様の所見であった（図7D）．また，3カ月後の病理学的検討ではステント内には内皮が完全に張っているものの，その一部の微細孔が「ふるい」のように開存していることにより，分枝血管への血流が保たれていることが確認された（図8）．

2. NCVC-CS1の臨床応用において期待されること

　NCVC-CS1はすでに臨床使用されているFlow Diverterと同様，瘤内にコイルなどの異物を留置せずに動脈瘤を閉塞させる目的で開発されたが，上記非臨床実験により屈曲蛇行した頭蓋内血管への誘導，動脈瘤の閉塞，母血管および分枝の開存，という必要条件を満たした機器であることが確認できた．

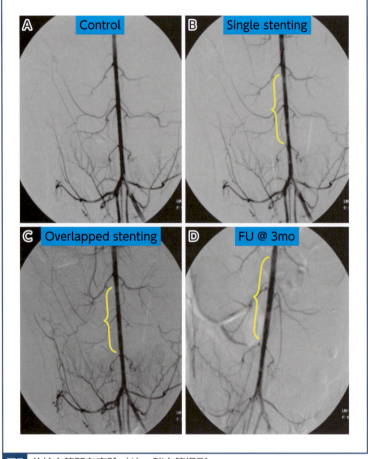

図7 分枝血管開存実験（1），脳血管撮影

A：Control run.
B：ステントを1本だけ留置した直後．腰動脈はすべて開存している．
C：ステントを2本重ねて留置した直後．腰動脈はすべて開存している．
D：C（overlapped stenting）の3カ月後の血管撮影．腰動脈および母血管の開存を認める．

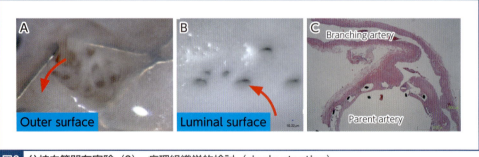

図8 分枝血管開存実験（2），病理組織学的検討（single stenting）

A：血管外側からの観察．ステントストラットの合間に開存している微細孔を複数認める．
B：血管内腔側からの観察．ステントストラットの合間に開存している微細孔を複数認め，その微細孔の部分まで完全に内皮に覆われていることがわかる．
C：組織切片．母血管の開存，ステント内腔の完全な上皮化，微細孔の部分を通じた分枝血管の開存を認める．

また，

(a) バルーン拡張型ステントであるため，Flow Diverterの弱点の一つである理想的な血管への密着を得るための複雑な留置操作と比べ，はるかに留置手技が容易である，と考えられること
(b) カバーに微細孔を多数開けている構造のため，内皮細胞がこの微細孔を通じてステント内面に到達し，平滑なカバーをscaffold（足場）とするかたちで増殖することにより早期に内膜を形成できる，と考えられること
(c) 多孔構造のため分枝開存の性能を十分に持ち合わせていること

という利点は，今後の臨床応用において治療手技のみならず治療後の抗血栓療法の観点からも非常に役立つことが期待される[18]．

治験プロトコルデザイン

　新規医療機器の医師主導治験を開始するにあたっては，その機器のニーズ，非臨床試験の内容，結果だけではなく，治験プロトコルのデザインが非常に重要である．

1. NCVC-CS1の治験デザイン

　NCVC-CS1の治験デザインとしては，NCVC-CS1がヒトに用いるのが初めてとなるいわゆるFirst-in-humanの試験であることから，多施設共同，非盲検・非対称単一群，探索的医師主導治験とした．また，統計学的な観点からも検討し，解析対象が10例あればこの機器の性能については確認できるものと試算し，脱落も考慮のうえ，治験組み入れ症例数を12例とした．この12例を2年間で登録し治験治療を施行することと，治験の遂行におけるさまざまな規定を遵守かつコントロールすることに鑑み，参加施設は3～4施設が妥当であると判断した．

　治験の対象患者については，従来の外科的治療（クリッピング術やバイパス併用母血管閉塞術や脳動脈瘤コイル塞栓術）では治療困難という観点を踏まえ，主な選択基準を以下のとおりとした．

(1) 治験登録時の被験者の年齢が20歳以上75歳以下であること
(2) 未破裂脳動脈瘤であること（先行治療の有無は問わないが，動脈瘤近傍にステントが留置されている場合は除外とする）

(3) 脳動脈瘤の最大径が7.0 mm以上であること
(4) ワイドネック（ネック径4.0 mm以上もしくはドーム／ネック比が2未満）または紡錘状であること
(5) 動脈瘤が以下のいずれかの部位に位置すること
- 内頚動脈錐体部〜海綿静脈洞部
- 合流部を除く頭蓋内椎骨動脈
- 脳底動脈の上小脳動脈分岐部より近位
(6) 動脈瘤の近位および遠位の母血管径が3.5 mm以上5.0 mm以下であること
(7) 登録時のmodified Rankin scaleが0〜3であること
(8) 治験について本人から文書による同意が得られたもの

また，患者の同意を得て画像検査，身体，神経学的検査，血液学的検査を終わった時点で仮登録が行われ，仮登録後60日以内に治療を行うこととした．

治療前の複数の抗血小板薬の投与（dual antiplatelet therapy：DAPT）は治療4日以上前から開始し，治療当日にまず血管撮影を行い，血管解剖学的条件（動脈瘤径，ネック径，母血管径）が治験の条件に合致していることを再確認した時点で本登録を行ったうえで，治験機器の使用，誘導，留置を行うことができるとした．術後の抗血小板療法は，治験治療後最低12週以上継続し，治療後3日，30日，90日，180日に神経学的観察を行い，病変評価（脳血管撮影）は180日後に行うこととした．

2. 主要評価項目，副次評価項目

主要評価項目は以下のとおりである．
- 安全性評価：手技後180日までの治験機器との関連を否定できない死亡および脳卒中の発生
- 有効性評価：手技後180日の標的脳動脈瘤の完全閉塞かつ母血管の50％以上の開存

また，主な副次評価項目は以下のとおりである．
- 技術的成功（手技終了時に動脈瘤頚部へのステント留置および母血管の開存の確認）
- 手技後180日までの死亡の発生
- 手技後180日までの脳神経関連死の発生
- 手技後180日までの脳卒中または死亡の発生

また，本治験がFirst-in-humanの試験であることに鑑み，最初の3症例については手技後30日の安全性を確認するまで次の被験者登録を停止することとし，この機器の安全性を担保したうえで治験を進捗する，という規定を設けた．

医師主導治験を開始するまでのプロセスおよび今後

　本治験ではまずPMDAの医療機器戦略相談を利用し，前述の非臨床試験および生物学的・物理学的試験が必要かつ十分であることを確認したうえで各種試験を行い，特にカバーの孔の形状，バルーンカテーテルの改良などを入念に行った．また，並行するかたちでプロトコルデザインについてPMDAとの面談で適宜修正を行いながら試験計画を策定した．

　上記試験の結果とプロトコルを提示してPMDAからの対面助言を受けた時点で2015年度末となり，厚生労働省の早期・探索的臨床試験拠点整備事業が終了したため，新たな資金を獲得すべく，日本脳神経外科学会の推薦を受けて日本医師会治験推進研究事業に応募し，治験に必要な資金を同事業より獲得した．なお，治験参加施設については本治験が日本医師会治験推進研究事業のサポートを受けていることから公募が行われ，筆者らの2施設を含む3施設が選定された．

　その後，国循の治験審査委員会の承認を得て，2016年4月末に厚生労働省に治験計画届を提出し，同年5月よりNCVC-CS1の治験がスタートした．すでに治験治療も経験しており，近い将来に，その臨床使用における有効性と安全性の評価について報告できると考えている．

おわりに

　本稿ではNCVC-CS1の特徴と医師主導治験に至るまでのプロセスを述べた．医療機器の開発から治験開始までの間に，一口では言い難いさまざまなステップを経験した．なかでも実験そのもの（動物モデルの準備を含む）と，その結果に基づいて機器を改良するプロセスには予想以上に時間がかかることを痛感した．また，プロトコル作成の過程においても，PMDAとの協議にはかなりの議論と時間を要した．また，本治験においては十分な資金提供を継続して得ることができたが，資金の確保も医療機器開発においては非常に重要と考えられた．

　本稿の執筆にあたっては，非臨床実験に携わっていただいた国立循環器病研究セン

ター生体医工学部のスタッフ,高橋淳部長をはじめとする同脳神経外科のスタッフならびにOB,非臨床実験の評価とアドバイスをいただいた京都大学脳神経外科の石井暁先生,プロトコル開発に指導助言をいただいた国立循環器病研究センター研究開発基盤センターの山本晴子先生,および兵庫医科大学脳神経外科/医薬品医療機器総合機構再生医療製品等審査部の坂井千秋先生,機器の開発と改良に尽力いただいた(株)グッドマンの関係各位,ならびに本治験組織に属する関係者の皆様に厚く御礼申し上げる.

引用・参考文献

1) Barrow DL, Alleyne C：Natural history of giant intracranial aneurysms and indications for intervention. Clin Neurosurg 42：214-44, 1995
2) Wehman JC, Hanel RA, Levy EI, et al：Giant cerebral aneurysms：endovascular challenges. Neurosurgery 59：S125-38, 2006
3) Murayama Y, Viñuela F, Tateshima S, et al：Bioabsorbable polymeric material coils for embolization of intracranial aneurysms：a preliminary experimental study. J Neurosurg 94：454-63, 2001
4) Niimi Y, Song J, Madrid M, et al：Endosaccular treatment of intracranial aneurysms using matrix coils：early experience and midterm follow-up. Stroke 37：1028-32, 2006
5) Ishii A, Murayama Y, Nien YL, et al：Immediate and midterm outcomes of patients with cerebral aneurysms treated with Matrix 1 and Matrix 2 coils：a comparative analysis based on a single-center experience in 250 consecutive cases. Neurosurgery 63：1071-7, 2008
6) White PM, Lewis SC, Nahser H, et al：HydroCoil Endovascular Aneurysm Occlusion and Packing Study (HELPS trial)：procedural safety and operator-assessed efficacy results. AJNR Am J Neuroradiol 29：217-23, 2008
7) Lubicz B, François O, Levivier M, et al：Preliminary experience with the enterprise stent for endovascular treatment of complex intracranial aneurysms：potential advantages and limiting characteristics. Neurosurgery 62：1063-9, 2008
8) Benitez RP, Silva MT, Klem J, et al：Endovascular occlusion of wide-necked aneurysms with a new intracranial microstent (Neuroform) and detachable coils. Neurosurgery 54：1359-67, 2004
9) Szikora J, Berentei Z, Kulcsar Z, et al：Treatment of Intracranial Aneurysms by Functional Reconstruction of the Parent Artery: The Budapest Experience with the Pipeline Embolization Device. AJNR Am J Neuroradiol 31：1139-47, 2010
10) Lylyk P, Miranda C, Ceratto R, et al：Curative endovascular reconstruction of cerebral aneurysms with the pipeline embolization device：the Buenos Aires experience. Neurosurgery 64：632-42, 2009
11) Siddiqui AH, Abla AA, Kan P, et al：Panacea or problem：flow diverters in the treatment of symptomatic large or giant fusiform vertebrobasilar aneurysms. J Neurosurg 116：1258-66, 2012
12) Heller RS, Dandamudi V, Lanfranchi M, et al：Effect of antiplatelet therapy on thromboembolism after flow diversion with the pipeline embolization device. J Neurosurg 119：1603-10, 2013
13) Nishi S, Nakayama Y, Ishibashi-Ueda H, et al：High-performance self-expanding stent graft：development and application to experimental aneurysms. J Artif Organs 12：35-9, 2009
14) Nishi S, Nakayama Y, Ishibashi-Ueda H, et al：Treatment of rabbit carotid aneurysms by hybrid stents (microporous thin polyurethane-covered stents)：preservation of side-branches. J Biomater Appl 28：1097-104, 2014
15) Xie J, Li MH, Tan HQ, et al：Establishment of an experimental intracranial internal carotid artery model and the application in covered-stent navigability testing. AJNR Am J Neuroradiol 30：1041-5, 2009
16) Zhu YQ, Li MH, Xie J, et al：Treatment of carotid siphon aneurysms by use of the Willis stent graft：an angiographic and histopathological study. Eur Radiol 20：1974-84, 2010
17) Masuo O, Terada T, Walker G, et al：Study of the patency of small arterial branches after stent placement with an experimental in vivo model. AJNR Am J Neuroradiol 23：706-10, 2002
18) Nakayama Y, Satow T, Funayama M, et al：Construction of 3 animal experimental models in the development of honeycomb microporous covered stents for the treatment of large wide-necked cerebral aneurysms. J Artif Organs 19：179-87, 2016

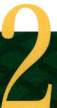

2 次世代の頭蓋内動脈ステント
―分岐部脳動脈瘤治療機材を中心に

ロナルドレーガンUCLAメディカルセンター神経血管内治療部／UCLA脳卒中センター　**立嶋 智**

はじめに

　NeuroformやWingspanなど，頭蓋内専用に開発されたステントが臨床応用されて以来，脳血管内治療の治療対象疾患が拡大した．その後もさまざまな円柱型ステントが開発されるのと同時に，留置方法を含めた多くの技術的な工夫が紹介されることで，血管分岐部を含む解剖学的に複雑な病変に対しても，ステントを用いた脳血管内治療が可能となった．しかし，煩雑な操作による周術期合併症，動脈内に留置される金属量が増えることに起因する，高い周術期および遅発性の血栓性合併症などが問題として残る．そのようななか，従来の円柱形状とは異なる，まったく新しい次世代ステントが開発されている．分岐部や非対称形状の病変に特化したステントを用いることで，治療の有効性と安全性がさらに高まることが期待される．

　本稿ではそのような次世代ステントのなかでも，筆者が何らかのかたちでかかわったデバイスを中心に，初期臨床経験を含めたそれぞれの特性について解説する．

分岐部動脈瘤専用ステント

1. PulseRider

　側部や分岐部にかかわらず，動脈瘤塞栓術を支援するステントの理想的な設計は，ネックを覆う部分のみが密で，親動脈と圧着する部分はまばらなバイアスメッシュ形状をもたせることである．その理想的な形状を有するステントの一つが，Pulsar Vascular社（Los Gatos, CA, USA）が開発したPulseRiderである[1-3]．自己拡張型TおよびY字型の対称形状を有するナイチノールステントで，ステントの視認性は8

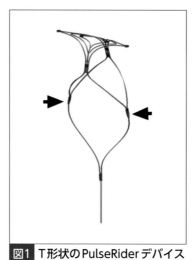

図1 T形状のPulseRiderデバイス
デリバリーワイヤーは二股に分岐し，回転操作を可能にしている．電気離脱方式を採用し，矢印の箇所で離脱される．

個のX線不透過性マーカーによって得られる（**図1**）．TおよびY形状ともに，ネックを覆う傘の最大横径は8 mmと10 mmのモデルが存在し，親動脈径が2.7〜4.5 mmまでの動脈瘤に対して留置が可能となる．通常の塞栓術支援ステントに比較して，PulseRiderの表面被覆率はおよそ1/4程度となっており，その複雑な形状に反して，マイクロカテーテル内での摩擦低減と留置性の向上に貢献している．

　PulseRiderの臨床実用化に向けての最大の難関は，"方向制御"の実現であった．翼のような形状をした傘を分岐血管に向けて回転させる必要があり，当初は0.027 inchのマイクロカテーテル使用が必須であった．しかし，デリバリーワイヤーの工夫，ラディアルフォースの最適化により，最新世代のPulseRiderは，0.021 inchのマイクロカテーテルでも方向制御が可能となった．複雑な3次元構造を有するPulseRiderであるが，デバイスを完全に展開した後でもリシースすることができることで，安全かつ正確な留置が可能となった．当初は動脈内留置を原則としていたが（**図2A, D**），症例経験を重ねるにつれ，意図的に傘の一部を瘤内留置するテクニックも併用されるようになった（**図2B, C**）[2]．

　欧州においてはすでに承認を取得済みで，すべての分岐部脳動脈瘤に対してPulseRiderが使用可能である[1]．2017年1月現在，米国では適応を内頸動脈分岐部と脳底動脈先端部瘤に限定することで，HDE（Humanitarian Device Exemption，人道機器適用免除）承認の取得を目指している（ANSWER Study）．全米10施設において，34症例（内頸動脈7例，脳底動脈27例）に対して，PulserRiderを用いた脳動

脈瘤治療が行われた[2,3]．登録された動脈瘤の直径は平均7 mm（2.8～16.3 mm），ネック径は5.2 mm（2.3～11.6 mm）であった．全例でPulseRiderの留置は成功し，PulseRiderに直接起因する有害事象は認めなかった．コアラボ読影による塞栓術直後の完全閉塞率（Raymond 1）は53％，1年後は75％と極めて良好であった．

　PulseRiderは一部の中大脳動脈や前交通動脈瘤でも有用であり，脳血管内治療の適応がさらに広がることが期待される．また，その金属表面被覆率の低さから，将来的には破裂急性期の分岐部脳動脈瘤に対し，抗血小板薬単剤投与での留置が可能となるかもしれない．2016年12月にデバイス大手のCodman社がPulserVascular社の買収を発表した．今後はさらに研究開発が進み，PulseRiderが進化していくことが期待される．

2. Barrel stent

　脳動脈分岐部の解剖は極めて多様であり，非対称であることが多い．非対称分岐では一方の分岐角度が小さく，もう一方の分岐角度が大きくなる傾向がある．分岐血管の屈曲が強い場合，マイクロカテーテルが瘤に逸脱する危険性があるばかりか，マイ

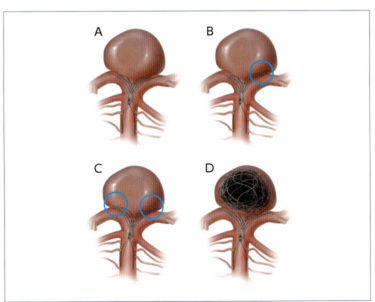

図2 PulseRiderを用いた脳底動脈先端部瘤の塞栓術の方法
A：通常の留置法．傘の先端は後大脳動脈上壁へ押し付けられるように留置されている．
B：変則的留置法1．傘の一端のみ意図的に瘤内に留置し，コイルの逸脱を防いでいる．分岐角度が急峻な場合に有効である．
C：変則留置法2．傘全体を瘤内に留置する方法．両側の後大脳動脈が直接瘤から起始している場合に有効な留置法である．
D：いずれの留置法を用いても，PulseRiderによるコイルの支持性は極めて高い．

クロカテーテル挿入そのものが困難な症例ことがある．そのような非対称分岐に大きな威力を発揮するのがBarrel stent（Reverse Medical / Medtronic, Ivrine, CA, USA）である（図3）[4, 5]．Barrel stentの作動原理は，極めて柔軟なマイクロバルーンを分岐部血管内で過拡張し，両分岐血管を保護するテクニックと同様である．

　Barrel stentの留置に際し，Bifurcation Spanという新しいパラメーターを認識する必要がある．元々は筆者が作った造語であるが，現在，米国承認試験においても用いられている．分岐血管に仮想対角線を引いた最大径をBifurcation Spanと定義し（図4），Barrel stentの中心膨隆部の長さとBifurcation Spanを一致させることで，理想的なherniationを達成することができる．Barrel stentの大きな利点は留置の容易さである．方向制御を必要とせず，通常の円柱型ステントの留置技術と同様にステントを押し出せばよい．完全に展開した後でもリシース可能であり，狙った位置への正確な留置が可能となる．多少押し気味にBarrel stentを展開留置することで，herniationの程度を調整することもでき，その挙動はコンプライアントマイクロバルーンに似ている．Barrel stentの中心膨隆部が分岐血管内で拡張することで，ステント留置後の安定性にも貢献している．

　米国においては，中大脳動脈分岐部と脳底動脈先端部の動脈瘤を対象に，承認試験，Barrel Studyが行われている．Yステント留置を行った脳動脈塞栓術の論文をhistorical controlとして選択したことから，前述した2カ所のみが治療対象となった．しかし，欧州では側部および分岐部の脳動脈瘤に対してBarrel stentの使用が可能であり，その汎用性は極めて高い．French Barrel Prospective Registryでは，中大脳動脈分岐部，脳底動脈先端部，前交通動脈，内頚動脈分岐部の動脈瘤に対して治療が行われており，その高い有効性と成績が発表されている[6]．

瘤内留置専用メッシュデバイス

　小型動脈瘤治療の究極の目的は，ネック部に十分なコイルを充填することで動脈瘤に流入する血流を阻害し，血栓化治癒へと導くことである．そのような考え方に応じ，Flow Diverterのようなメッシュ構造を有する球状のデバイスを瘤内に留置することで，親動脈に金属を留置することなく，ネック部にメッシュを張り巡らせる治療が行われるようになった．

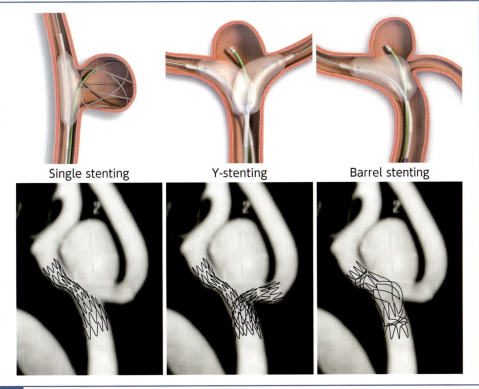

図3 Barrel stentとバルーンの対比
Barrel stentの中心膨隆部のコンプライアンスが高いことで，ハイパーコンプライアンスバルーンのような挙動を示し，瘤内からコイルが逸脱することを防止する．

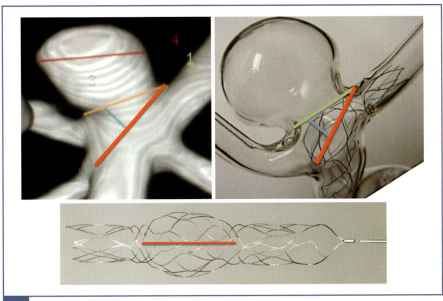

図4 Bifurcation Span
血管分岐部に対角線を引き，その長さとBarrel stentの膨隆部の長さを合わせることで，最大限のBarrel effectを発揮することができる．

1. Artisse

　2011年にNfocus Neuromedical社（Palo Alto, CA, USA）が開発した動脈瘤治療用ナイチノールメッシュボールデバイスLunaをもとに，Medtronic社（Irvine, CA, USA）がArtisseという新しいデバイスを開発した（図5）．0.021 inchのマイクロカテーテルからデリバリー可能であり，最大径4～8 mmまでの動脈瘤に対して使用可能である．9～12 mmまでのデバイスの留置には，0.027 inchのマイクロカテーテルを使用する．2016年11月には米国臨床試験，Artisse Studyの承認を得ており，2016年12月には欧州での臨床使用も開始された．

2. WEB

　もう一つの自己拡張型ナイチノール製メッシュボールデバイス，WEB（Sequent Medical / MicroVention / Terumo, Tustin, CA, USA）はすでに欧州において多くの臨床症例を積み重ねている（図5）[7]．デバイスのサイズは5～11 mmまでの動脈瘤に対応しており，米国での承認試験，WEB-ITの症例登録も2016年半ばに終了し，長期成績を追跡しているところである[8]．WEBの留置は150症例中148例において成功し，周術期の有害事象はわずか0.67％であったと報告されている．

3. 留置時の注意点

　WEBやArtisseなどのメッシュデバイスの留置方法は，今までの瘤内塞栓術と大きく異なる．複数の実形状動脈瘤モデルを用いた放射線透視下でのハンズオン訓練を受けた後，症例経験豊富なプロクター監督下で臨床症例を行うことが必須である．また，高い安全性を示したWEB-ITの成績を理解するうえで，前述の訓練に加え，極めて厳格な症例選択が行われていることを考慮する必要がある．特に，マイクロカテーテルを瘤内に進めることが困難な症例では，WEBやArtisseの展開が困難となる．すべての小型動脈瘤がメッシュボールで治療できるわけではなく，現時点でコイル塞栓術の汎用性の高さに敵うものではない．

4. Medina Embolic Device

　特異な留置技術を要するWEBやArtisseに対し，従来のコイル操作に類似した方法で，ナイチノールメッシュを瘤内留置できるデバイスが開発されている（図5）．第二のメッシュデバイスとも言えるMedina Embolic Device（Medina Medical /

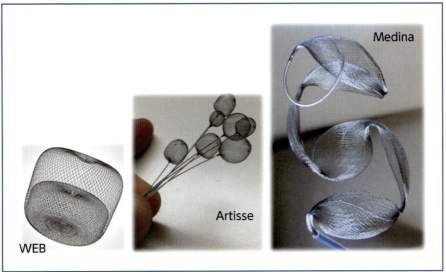

図5 瘤内留置するメッシュデバイス各種

Medtronic, Menlo Park, CA, USA）がその一つである[9]．Medina Embolic Deviceをコイルのようにすべて瘤内に押し出すと，あたかもメッシュボールを留置したかのような形状になる．留置開始から終了までマイクロカテーテルの瘤内安定性が高いことが必須となるWEBやArtisseと異なり，原理的にはマイクロカテーテルの安定性が比較的低い症例でも，Medinaコイルの留置が可能である．2017年中には米国臨床試験が始まるが，理想のフレームデバイスとして活躍が期待される．

おわりに

　脳動脈瘤のコイル塞栓術に端を発する脳血管内治療は，複雑な形状をした分岐部瘤の親動脈再建が可能なところまで発展を遂げた．日進月歩のデバイス開発に歩調を合わせ，血管内治療に携わるわれわれ医師の知識も更新していかなければならない．ステントを中心とした脳動脈瘤治療は，まさに劇的と言える変化を遂げてきてきた．それを既存の治療を融合し，最新の治療を目の前の患者に提供するには，それぞれのデバイスの作動原理と臨床成績を熟知していなければならない．本稿がその一助となれば幸いである．

引用・参考文献

1) Mukherjee S, Chandran A, Gopinathan A, et al：PulseRider-assisted treatment of wide-necked intracranial bifurcation aneurysms：safety and feasibility study. J Neurosurg Sep 30：1-8, 2016［Epub ahead of print］
2) Sheth SA, Patel NS, Ismail AF, et al：Treatment of wide-necked basilar tip aneurysm not amenable to Y-stenting using the PulseRider device. J Neurointerv Surg 8：e37, 2016
3) Spiotta, AM, Derdeyn CP, Tateshima S, et al：United States Results of the ANSWER Trial Using the PulseRider? for the Treatment of Broad-necked, Bifurcation Aneurysms. Neurosurgery［in press］
4) Piotin M, Blanc R, Berge J, et al：O-030 Preliminary French registry clinical experience with the barrel bifurcation vascular reconstruction device. J Neurointerv Surg（Suppl 1）：A15-6, 2014
5) Tateshima S, Niemann D, Moskowitz S, et al：O-017 Preliminary experience with a new barrel shaped bifurcation aneurysm bridging device. J Neurointerv Surg 5：A10, 2013
6) Mühl-Benninghaus R, Simgen A, Reith W, et al：The Barrel stent：new treatment option for stent-assisted coiling of wide-necked bifurcation aneurysms-results of a single-center study. J Neurointerv Surg. 2016［Epub ahead of print］
7) Pierot L, Spelle L, Molyneux A, et al：WEBCAST and French Observatory Investigators. Clinical and Anatomical Follow-up in Patients With Aneurysms Treated With the WEB Device：1-Year Follow-up Report in the Cumulated Population of 2 Prospective, Multicenter Series（WEBCAST and French Observatory）. Neurosurgery. 78：133-41, 2016
8) Fiorella D, Molyneux A, Coon A, et al：WEB-IT Study Investigators. Demographic, procedural and 30-day safety results from the WEB Intra-saccular Therapy Study（WEB-IT）. J Neurointerv Surg. 2017［Epub ahead of print］
9) Aguilar Perez M, Bhogal P, Martinez Moreno R, et al：The Medina Embolic Device：early clinical experience from a single center. J Neurointerv Surg 9：77-87, 2017

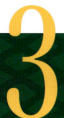

3 機器の開発とわが国における展開，今後の展望

神戸市立医療センター中央市民病院脳神経外科・総合脳卒中センター　坂井 信幸
神戸市立医療センター中央市民病院脳神経外科　今村 博敏
兵庫医科大学脳神経外科　坂井 千秋

はじめに

　頭蓋内動脈へのステントの応用は，冠動脈用に開発されたバルーン拡張型ステントの流用から始まっている．しかし，脳動脈には直線状に走行している部分は少なく，また血管解離や血管損傷などが生じると致命的な合併症につながるため，他に有効な治療法がない場合に限って適用されてきた[1-3]．今もバルーン拡張型ステントの利点を活かした開発が続いているが[4,5]，本格的に導入されたのは頭蓋内動脈専用の自己拡張型ステントの開発による．本稿では，頭蓋内動脈ステントの導入の経過，現状と今後の課題について述べる．

脳動脈瘤：コイル塞栓術支援用ステント

　脳動脈瘤に対する血管内治療は，Guglielmi Detachable Coil（GDC）の開発[6,7]により飛躍的な発展を遂げたことは周知のことであるが，大型動脈瘤やネック径が広いものでは高い確率で再開通が生じるため，治療成績の向上を目指し，多くの種類のコイルやバルーン支援塞栓術など，機器の改良と治療術の開発が続けられてきた．大きな転機は，頭蓋内動脈専用の自己拡張型ステントであるNeuroform（Boston Scientific社，当時）の開発による．Neuroformは，2002年に米国におけるHDE（humanitarian device exemption）承認，2005年に欧州でCEマークを取得し，その有用性の報告が相次いだ[8-10]．さらにEnterprise（Codman / Johnson & Johnson社）[11,12]，Leo（Balt社）[13,14]も開発され，ステント支援コイル塞栓術は脳動脈瘤の治

療を大きく改善する治療として多くの経験が蓄積されてきた.

　当時新しい医療機器がなかなか承認されず，わが国への導入が遅れていることを示したデバイスラグ（device lag）という言葉がさかんに使われていたが，そのような状況を打開するために，2006年10月に厚生労働省が「有効で安全な医薬品を迅速に提供するための検討会」「医療ニーズの高い医療機器等の早期導入に関する検討会」を発足させ，学会にどんな機器が必要なのかを提案するよう求める取り組みを始めた[15]．脳神経領域の血管内治療用医療機器は，この枠組みを積極的に活用して着々と新しい医療機器の承認を得てきたが，2006年の第1次ニーズの高い医療機器の選定時には優先度Bであったが脳コイル補助デバイス（Leo stent, Enterprise, Neuroform, Wingspan）がリストアップされ，Enterprise, Neuroformは希少疾病用医療機器にも指定された．ちなみに優先度Aには，頚動脈ステント（Preciseステント, Angioguard XPフィルターデバイス, Wallstent RPステント），血管内塞栓物質（ヒストアクリルブルー, Onyx, スポンゼル, ゼルフォーム）が，優先度Bには脳コイル（Matrix, ハイドロコイル）もリストアップされた．なおWingspanは2008年の第2次選定時に頭蓋内動脈用ステント（動脈硬化症）に再選定され，合わせて経皮経管的脳血栓回収用機器（Merciリトリーバルシステム, Penumbraシステム），血管塞栓用ビーズ（エンボスフィア, ヘパスフィア, エンボジーン, LC / DC Beads）が選定されている．

1. Enterprise, Neuroform

　EnterpriseとNeuroformは国内の承認を得るために国内臨床試験（治験）が必要とされ，まず2008年から2009年にかけてEnterprise VRD（Codman / Johnson & Johnson社）の治験が先端医療センターと名古屋大学病院で実施された．Enterprise VRDは薄いナイチノールチューブをストラットが連結しているclosed-cell designにlaser cutした自己拡張型ステントで，径4.5 mm，長さ14, 22, 28, 37 mm，内腔0.021 inchのmicrocatheter（Prowler Select Plus）を用いて脳動脈瘤のネック部に展開する．

　このEnterprise VRDを用いて，最大径10 mm以上のワイドネック型未破裂脳動脈瘤を対象に治験を行った．主要評価項目は「本品の瘤ネック部への適切な留置とVRD内腔開存及びコイル塊の瘤内維持を認め，かつ術中に重篤な有害事象を認めないこと」であった．6ヵ月の経過観察により有効性と安全性を評価し，2010年1月に承認されたが，承認時には未破裂脳動脈瘤に関する治療ガイドラインに沿って最大径7 mm以上が適応とされた．承認にあたっては，日本脳神経外科学会，日本脳卒中学会，

日本脳神経血管内治療学会の3学会が実施基準を定め，研修プログラムの受講資格は過去2年間に術者としてコイル塞栓術を100例以上経験または通算200例以上の経験が求められ，使用全例の製造販売後調査（post market surveillance，以下PMS）に参加することも義務付けられた．この実施基準は今も適用されており，受講資格は安全に普及していることが確認された2014年にそれぞれ50例，100例に改訂された．PMSの結果は年次報告として治療医に届けられ，また日本脳神経血管内治療学会のホームページに公表されている．

Enterprise VRDに続いて，Neuroform EZの国内治験が神戸市立医療センター中央市民病院と東京慈恵会医科大学で2009〜2010年に行われた．Neuroform EZはEnterprise VRDと同様，ナイチノールのlaser cutステントであるが，一部のストラットだけがsegment状に連結するopen-cell designであることと，径は2.5〜4.5 mm，長さ15, 20, 30 mmの14種類が用意されている点が相違している．Neuroform EZはそれ以前のNeuroformよりデリバリー性能が改良され，当時は最新の仕様であった．治験後に導入されたExcelsior XT-27（Stryker社）の誘導性は素晴らしく，誘導性は十分確保されている．

対象は同じく最大径10 mm以上のワイドネック型未破裂脳動脈瘤で，主要評価項目は「ステント留置の成功，コイル保持の成功，術後30日以内に主要脳血管有害事象がない」であった．やはり6カ月の経過観察により有効性と安全性を評価し，2012年に承認された．Enterprise VRDと同じ実施基準が適用され，Stryker社が定める脳動脈瘤研修プログラムの受講とPMSへの参加が同様に求められた．

2. LVIS

脳動脈瘤コイル塞栓術支援用のステントとしてはこの他に，laser cutステントではなく細いワイヤーを編み込んだbraidedステントのLVIS（MicroVention／Terumo社）の治験が，2012〜2013年に先端医療センターと名古屋大学病院で行われた．LVISはbraided stentであることに加え，マーカーワイヤーが視認できること，そして3.5 mm径までの通称LVIS Jrが内径0.0165 inchのMicrocatheterまたはassist balloonから誘導可能であることが大きな特徴で，balloon assist embolizationに引き続いてLVIS Jrを留置して良好な結果を得ることが報告されている[16,17]．

対象は最大径5 mm以上のワイドネック型未破裂脳動脈瘤で，観察期間は6カ月，ステントのネック部への適切な留置，内腔開存，コイル塊の瘤内維持と30日以内の重大な脳卒中および死亡が発生せず，6カ月以内の治療血管領域の重大な脳卒中また

は脳神経死亡がないことが主要評価項目とされた．国内治験の結果と海外臨床試験の結果をもとに2015年に承認されているが，PMSは不要とされた．

3. Liberty, Barrel stent

この他に，国内導入を目指して治験が行われた機器が2つある．

1つ目はLiberty（Penumbra社）で，ナイチノールのlaser cutステントであるが，ストラットのデザインが螺旋状かつ細かく，展開時のキンクを抑えて脳動脈瘤ネックを有効にカバーする[18]．そして日米共同臨床試験（治験）により国内承認を目指したことも画期的で，脳神経領域の医療機器では初めての試みである．2013年から先端医療センター，名古屋大学病院で治験を行い，日米ともに被験者全員の1年間の経過観察を終えた．近々解析結果がまとまり，結果が公表されるとともに，日米で製造販売承認申請の予定で，早ければ2018年には市販される見込みである．

もう1つはBarrel stent（Reverse Medical社，当時）である．国内導入を目指してセンチュリーメディカル社が治験を開始したが，開始直後にMedtronic社がこの製品を取得し，国内治験が中断された．現在は導入計画を見直している段階である．

4. Solitaire, Leo, ACCLINO flex

機械的血栓回収機器の代表として広く使われているSolitaire FR（Medtronic社）は，開発当初は脳動脈瘤のコイル塞栓術を支援するステントSolitaire AB（ev3社，当時）として開発されたものである[19,20]．今は欧米でも脳動脈瘤の治療目的ではあまり使われておらず，わが国への導入の予定もない．Leo（BALT社），ACCLINO flex（Acandis社）などがコイル塞栓術支援用ステントとして開発されているが，国内導入の予定はない．

5. PulseRider, eCLIPs, pCONus

ここまでに紹介したステントが主にside wall typeのワイドネック型脳動脈瘤を対象としているのに対し，いわゆる分岐部型（terminal type）の動脈瘤のコイル塞栓術を支援する機器としてPulseRider（Pulsar Vascular社）[21,22]，eCLIPs（Evasc Medical Systems社），pCONus（Phenox社）が開発されている．脳動脈瘤コイル塞栓術が始まった非常に早い段階で開発されたTriSpan（Boston Scientific社）[23]とコンセプトは似ており，これらも脳動脈瘤のコイル塞栓術支援用機器であり，同じ範疇の機器と考えるのが理解しやすい．直達手術やこれまでの治療法では，治療困難また

は良好な長期成績が得にくい脳動脈瘤に対するステント支援コイル塞栓術は確かに有効であるが，やや複雑な技術を要するため手技に習熟することに加え周術期の合併症，特に血栓塞栓症のマネージメントがポイントになる．

脳動脈瘤：Flow Diverter

1. Pipeline

脳動脈瘤に流入する血流を制御して脳動脈瘤を治すFlow Diverterが開発されたことは承知のとおりであるが，すでに複数の臨床研究が2000年代に行われているように，Pipeline（Covidien / Medtronic社）は最も早くかつ多数の臨床経験が蓄積されたFlow Diverterである[24-27]．わが国の導入にあたって参考にされたPUFS（Pipeline for Uncoilable or Failed Aneurysms）試験では，治療後180日で完全閉塞 86.8％，ネック残存5.5％，動脈瘤残存5.5％であり，5例（4.7％）の頭蓋内出血が報告されているが，全例標的頭蓋内動脈瘤とは無関係の脳実質内出血で，脳動脈瘤破裂によるくも膜下出血は発生していない．虚血性脳卒中は4例（3.7％）で，治療前にVerify Now等を用いた血小板凝集能の確認などが必要とされる根拠となっている[27]．

2. Surpass

Surpass NeuroEndoGraft（以下Surpass，Stryker社）はPipelineに続いて開発されたFlow Diverterで，De Vriesらは前向き，単施設での初期経験を報告し，49脳動脈瘤（37症例）の短期（6カ月）成績では重篤な合併症はなくおおむね良好であった[28]．また，Wakhlooらは前向き，多施設の190動脈瘤（165症例）の成績を報告しているが，それによると留置の成功は98％，93.2％の症例で平均6カ月の経過観察が行われ，永続的な合併症は6％，死亡は2.7％，86.8％で血管撮影による動脈瘤の評価が行われ，完全閉塞率は75％であった[29]．

3. 国内での薬事承認（Pipeline, Surpass）

Pipelineの諸報告とSurpassの初期経験をもとに，2011年9月に日本脳神経血管内治療学会が要望学会，日本脳神経外科学会と日本脳卒中学会が関連学会となって，

3章 新しい機器の開発と今後

Flow Diverter（PipelineとSurpass）の早期導入を要望し2012年にニーズの高い医療機器に選定された．これを受けてCovidien社（現・Medtronic社）は2012年から2013年に承認取得を目的とした臨床試験を行い，2015年4月にPipeline Flexが薬事承認された．適応は後交通動脈より近位の最大径10 mm以上の大型内頚動脈瘤で破裂急性期は適応外されている．承認にあたっては施設や術者の条件を定めた実施基準と適正使用指針を日本脳神経血管内治療学会，日本脳神経外科学会，日本脳卒中学会が定めており，また3学会が構築運営するFlow Diverterデータベースを活用してPMSが行われている．

Surpassは2014～2015年にかけて国内治験が6施設で行われ，すでに1年の経過観察も終えている．現在進行中の米国の治験Safety and Effectiveness of an Intracranial Aneurysm Embolization System for Treating Large or Giant Wide Neck Aneurysms（SCENT trial）の結果と合わせて承認申請の準備中である．

4. FRED, Silk, P64, Bravo, MFM, DERIVO

またFRED（MicroVention / Terumo社）[30]も2014～2015年に国内治験を実施し，米国の治験結果と合わせて申請を準備しており，今から1～2年後の承認を目指している．その他，Silk（BALT社）[31]，P64（Phenox社）[32]，Bravo（Codman社），MFM（Cardiatis社），DERIVO（Acandis社）などが開発されており，Flow Diverterは脳動脈瘤治療を一変させる機器として大きな注目を集めている．

Flow Diverterが大型の脳動脈瘤の治療における革新的デバイスではあることは間違いない．しかし治療後早期や遅発性の脳動脈瘤破裂，機器に関連する血栓塞栓症，それを防ぐための至適抗血栓療法と中止を含めたその管理など依然として未解決の課題が多く残されている．現時点では，ステント併用コイル塞栓術に代表される既存の血管内治療や直達手術（バイパス併用母血管閉塞，クリッピングなど），そして経過観察も含め安全性および治療効果を個々の症例ごとに慎重に検討すべきである．

頭蓋内動脈狭窄症 —Wingspan

症候性頭蓋内動脈狭窄症の脳卒中再発率は非常に高く，狭窄病変への外科的バイパス手術の再発予防効果は否定的で治療ガイドラインでも勧められていない[33]．そこで

内科的治療を行っても脳神経症状の悪化が認められるものや，脳卒中発作を防げないと判断されるものに，経皮的血管形成術（percutanous transluminal angioplasty：PTA）が行われてきた．しかしPTAでは，血管解離，弾性反跳，再狭窄などがしばしばみられ，これらを解決する方法としてまず冠動脈用のバルーン拡張型ステントが導入され，その後，頭蓋内動脈用のステントがいくつか開発された．

その代表であるNeuroLink（当時，Guidant社）を用いた前向き登録研究SSYLVIA試験（Stenting of Symptomatic Atherosclerotic Lesions in the Vertebral or Intracranial Arteries）では，頭蓋内動脈病変が43例（70.5％），頭蓋外椎骨動脈病変が18例（29.5％）登録され，ステント留置は61例中58例（95％）で成功，30日間の脳梗塞発生率は6.6％で，死亡は認められなかった．30日以降では，55例中4例（7.3％）に脳梗塞が発生し，6カ月以内の再狭窄（狭窄度＞50％）は，頭蓋内動脈病変の37例中12例（32.4％）および頭蓋外椎骨動脈病変の14例中6例（42.9％）に認められた．再狭窄のうち7例（39％）は症候性であった[34]．しかし，バルーン拡張型ステントに起因する血管損傷や急性亜急性血栓閉塞などの重篤な合併症の報告があり，脳動脈用ステントとして開発されたNeuroformを頭蓋内動脈狭窄症用に改変したWingspan（Stryker社）が開発された．

Wingspanはこれまで用いられてきたバルーン拡張型ステントに比較して安全に頭蓋内血管の拡張を得ることが期待できる自己拡張型ステントである．内科的治療抵抗性の症候性頭蓋内動脈狭窄症（狭窄率50％以上）の患者を対象に実施された計12施設45例のWingspan and Gateway Safety Studyでは，手技成功率は97.8％（44／45），手技後30日での同側脳卒中は4.5％（2／44），死亡は2.3％（1／44），6カ月での死亡もしくは同側脳卒中発現率は7.1％（3／42），50％以上の狭窄はステント留置後で0％（0／44），6カ月フォローアップ時（再狭窄）で7.5％（3／40）であったが，症候性の再狭窄は認められなかった[35]．これをもとに米国においては2005年8月にHDEとして承認され，欧州においても2005年12月にCEマークの認可を受け，広く臨床応用が開始された．

しかしもともと適応患者はそれほど多くなく，企業治験によって導入する見込みがなかなか立たなかったため，本邦では前述のとおり2008年にニーズの高い医療機器に選定され医師主導治験が行われて導入された．実質的には医療機器では初めての医師主導治験であり，その点でも大きな注目を浴びた．神戸市立医療センター中央市民病院の坂井信幸と名古屋大学の宮地茂が自ら治験を実施する者となって，山本晴子，永井洋士，坂井信幸の3名が調整医師，坂井千秋が調整事務局を担当し，日本医師会

治験促進センターの支援を得て治験を実施した．しかしこの治験の実施中に，内科治療との比較研究（Stenting & Aggressive Medical Management for Preventing Recurrent stroke in intracranial stenosis, SAMMPRIS）の結果が2011年に発表された．70％以上の狭窄を有する症候性頭蓋内動脈狭窄症が対象となり，30日以内の脳梗塞および死亡と30日以後の標的血管領域の脳梗塞は，内科治療5.8％がpercutaneous transluminal angioplasty and stenting（PTAS）14.7％より有意に勝っていた[36]．最近発表されたバルーン拡張型ステントを用いたランダム化比較試験VISSIT trialでも，血管内治療群の1年後のTIA＋脳卒中は36.2％（21／58）で，内科治療群15.1％（8／53）より有意に増加していた[37]．危険因子の厳密な管理など内科治療の結果がどんどん良くなっている現状では，脳卒中の発生予防を目的とした頭蓋内動脈狭窄に対する血管内治療の適応は限定的にならざるを得ない．

そこで，本邦での適応は抗血栓療法を導入しているにもかかわらず生じた症候の原因となる高度狭窄が内頚動脈，中大脳動脈，椎骨動脈，脳底動脈にあり，PTAでは治療が完遂できない（弾性反跳，解離，閉塞の危険など），または再治療の場合とされ，無症候性の頭蓋内動脈狭窄症に対するWingspanの適応はない．ニーズの高い医療機器の枠組みで何とか承認された機器であり，実施基準と適正使用指針が定められ，WingspanのPMSと同時にICADに対するPTASを登録する研究（WICAD，AICAD）が行われている．米国ではWingspan治療の治療合併症を確認するWEAVE Studyが，そして中国では内科治療との比較試験CASSISSが行われており，これらの結果が注目されている．

ステント型血栓回収機器

本書では取り上げなかったが，脳動脈瘤のコイル塞栓術を支援する目的で開発されたSolitaire AB（ev3社，当時）を離脱せずに機械的血栓回収に用いるpilot studyの結果，TICI 2b以上の再開通を90％（18／20）に得て，mRS 2以下への転帰良好が45％（9／20），症候性ICHが10％（2／20）という結果がCastanoらから発表された[38]．再開通なしでは患者の転帰を改善できない急性脳動脈閉塞の再開通療法に用いる機器はさまざまなものが開発されたが，ステント型血栓回収機器（stent retriever）の有用性は，Solitaire AB／FRのRECOSTA study[39]，NogueiraらのTrevoの報告[40]

によりほぼ確立し，米国で承認されていたMerciリトリーバーとの比較試験Solitaire FR With the Intention For Thrombectomy（SWIFT）Trial[41]，Randomized Trial Evaluating Performance of the Trevo Retriever Versus the Merci Retriever in Acute Ischemic Stroke（TREVO2）[42] を経て，ついにMR CLEAN[43]をはじめとする臨床試験によりその有用性が証明され，急性虚血性脳卒中の標準的治療に発展した．

おわりに

　機器の開発と改良によって劇的に変化してきた脳血管内治療は，新しい機器の導入と適切な使用法の開発，そして結果検証が重要であることは言うまでもない．これまでは欧米など諸外国ですでに使用実績がある機器をわが国に遅滞なく導入することが課題で，そのために医療上の必要性を訴え，国内外の臨床試験により有効性と安全性を示して承認を得て，標準的適応と使用法に基づいた国内の使用実績を市販後調査で検証するというプロセスが繰り返されてきた．今後も医療機器の開発と改良は続く．またわが国でも医療機器の開発を行って，広く世界に展開しようという動きが出てきている．特に頭蓋内動脈に応用するステントの動きには目が離せない．新規医療機器の開発や承認，そして結果検証に役立つことを目指して信頼性の高いデータベースの構築を模索する動きもある．従来の治療法と常に比較しながら，新しい機器に取り組む姿勢を忘れてはならない．

引用・参考文献

1) Levy DI, Ku A：Balloon-assisted coil placement in wide-necked aneurysms: Technical note. J Neurosurg 86: 724-7, 1997
2) Sekhon LH, Morgan MK, Sorby W, et al：Combined endovascular stent implantation and endovascular coil placement for the treatment of a wide-necked vertebral artery aneurysm：technical case report. Neurosurgery 43：380-3, 1998
3) Lylyk P, Ceratto R, Hurvitz D, et al：Treatment of a vertebral dissecting aneurysm with stents and coils：technical case report. Neurosurgery 43：385-8, 1998
4) Zaidat OO, Fitzsimmons BF, Woodward BK, et al；VISSIT Trial Investigators：Effect of a balloon-expandable intracranial stent vs medical therapy on risk of stroke in patients with symptomatic intracranial stenosis：the VISSIT randomized clinical trial. JAMA 313：1240-8, 2015
5) Fang C, Tan HQ, Han HJ, et al：Endovascular isolation of intracranial blood blister-like aneurysms with Willis covered stent. J Neurointerv Surg Oct 5, 2016 [epub ahead of print]
6) Guglielmi G, Vinuela F, Sepetka I, et al：Electrothrombosis of saccular aneurysms via endovascular approach, Part 1：Electrochemical basis, technique, and experimental results. J Neurosurg 75：1-7, 1991
7) Guglielmi G, Vinuela F, Dion J, Duckwiler G：Electrothrombosis of saccular aneurysms via endovascular approach, Part 2：Preliminary clinical experience. J Neurosurg 75：8-14, 1991
8) Henkes H, Bose A, Felber S, et al：Endovascular coil occlusion of intracranial aneurysms assisted by a novel self-expandable nitinol microstent（neuroform）. Interv Neuroradiol 8：107-19, 2002
9) Howington JU, Hanel RA, Harrigan MR, et al：The Neuroform stent, the first microcatheter-delivered stent for use in the intracranial circulation. Neurosurgery 54：2-5, 2004

10) Fiorella D, Albuquerque FC, Han P, et al：Preliminary experience using the Neuroform stent for the treatment of cerebral aneurysms. Neurosurgery 54：6-16, 2004
11) Higashida RT, Halbach VV, Dowd CF, et al：Initial Clinical Experience with a New Self-Expanding Nitinol Stent for the Treatment of Intracranial Cerebral Aneurysms：The Cordis Enterprise Stent. AJNR Am J Neuroradiol 26：1751-6, 2005
12) Weber W, Bendszus M, Kis B, et al：A new self-expanding nitinol stent（Enterprise）for the treatment of wide-necked intracranial aneurysms：initial clinical and angiographic results in 31 aneurysms. Neuroradiology 49：555-61, 2007
13) Pumar JM, Blanco M, Vázquez F, et al：Preliminary experience with Leo self-expanding stent for the treatment of intracranial aneurysms. AJNR Am J Neuroradiol 26：2573-7, 2005
14) Kis B, Weber W, Berlit P, et al：Elective treatment of saccular and broad-necked intracranial aneurysms using a closed-cell nitinol stent（Leo）. Neurosurgery 58：443-50, 2006
15) 厚生労働省「医療ニーズの高い医療機器等の早期導入に関する検討会
http://www.mhlw.go.jp/stf/shingi/other-iyaku.html?tid=128705（2017年1月12日閲覧）
16) Spiotta AM, Miranpuri A, Chaudry MI, et al：Combined balloon stent technique with the Scepter C balloon and low-profile visualized intraluminal stent for the treatment of intracranial aneurysms. J Neurointerv Surg Suppl 3：iii79-82, 2013
17) Turner RD, Turk A, Chaudry I：Low-profile visible intraluminal support device：immediate outcome of the first three US cases. J Neurointerv Surg 2：157-60, 2013
18) Chayan R, Pons S, Gupta V, et al：Safety and performance of the Penumbra Liberty stent system in a rabbit aneurysm model. J Neurointerv Surg 7：268-71, 2015
19) Castaño C, Serena J, Dávalos A：Use of the New Solitaire™ AB Device for Mechanical Thrombectomy when Merci Clot Retriever Has Failed to Remove the Clot：A Case Report. Interv Neuroradiol 15：209-14, 2009
20) Klisch J, Clajus C, Sychra V, et al：Coil embolization of anterior circulation aneurysms supported by the Solitaire AB Neurovascular Remodeling Device. Neuroradiology 52：349-59, 2010
21) Gory B, Spiotta AM, Mangiafico S, et al：PulseRider Stent-Assisted Coiling of Wide-Neck Bifurcation Aneurysms：Periprocedural Results in an International Series. AJNR Am J Neuroradiol 37：130-5, 2016
22) Spiotta AM, Chaudry MI, Turk AS, et al：Initial experience with the PulseRider for the treatment of bifurcation aneurysms：report of first three cases in the USA. J Neurointerv Surg 8：186-9, 2016
23) Raymond J, Guilbert F, Roy D：Neck-bridge device for endovascular treatment of wide-neck bifurcation aneurysms：initial experience. Radiology 221：318-26, 2001
24) Lylyk P, Miranda C, Ceratto R, et al：Curative endovascular reconstruction of cerebral aneurysms with the pipeline embolization device：the Buenos Aires experience. Neurosurgery 64：632-42, 2009
25) Szikora I, Berentei Z, Kulcsar Z, et al：Treatment of intracranial aneurysms by functional reconstruction of the parent artery：the Budapest experience with the pipeline embolization device. AJNR Am J Neuroradiol 31：1139-47, 2010
26) Nelson PK, Lylyk P, Szikora I, et al：The pipeline embolization device for the intracranial treatment of aneurysms trial. AJNR Am J Neuroradiol 32：34-40, 2011
27) Becske T, Kallmes DF, Saatci I, et al：Pipeline for uncoilable or failed aneurysms: results from a multicenter clinical trial. Radiology 267：858-68, 2013
28) De Vries J, Boogaarts J, Van Norden A, et al：New generation of flow diverter（Surpass）for unruptured intracranial aneurysms：a prospective single-center study in 37 patients. Stroke 44：1567-77, 2013
29) Wakhloo AK, Lylyk P, de Vries J, et al：Surpass flow diverter in the treatment of intracranial aneurysms：a prospective multicenter study. AJNR Am J Neuroradiol 36：98-107, 2015
30) Diaz O, Gist TL, Manjarez G, et al：Treatment of 14 intracranial aneurysms with the FRED system. J Neurointerv Surg 6：614-7, 2014
31) Kulcsár Z, Ernemann U, Wetzel SG, et al：High-profile flow diverter（silk）implantation in the basilar artery：efficacy in the treatment of aneurysms and the role of the perforators. Stroke 41：1690-6, 2010
32) Briganti F, Leone G, Marseglia M, et al：p 64 Flow Modulation Device in the treatment of intracranial aneurysms：initial experience and technical aspects. J Neurointerv Surg 8：173-80, 2016
33) Kerman WN, Ovbiagele B, Black HR, et al：Guidelines for the prevention of stroke in patients with stroke and transient ischemic attack：a guideline for healthcare professionals from the American Heart Association/American Stroke Association. Stroke 45：2160-236, 2014
34) SSYLVIA Study Investigators：Stenting of Symptomatic Atherosclerotic Lesions in the Vertebral or Intracranial Arteries（SSYLVIA）：study results. Stroke 35：1388-92, 2004
35) Bose A, Hartmann M, Henkes H, et al：A Novel, Self-Expanding, Nitinol Stent in Medically Refractory Intracranial Atherosclerotic Stenoses. Stroke 38：1531-7, 2007
36) Chimowitz MI, Lynn MJ, Turan TN, et al：Design of the stenting and aggressive medical management for preventing recurrent stroke in intracranial stenosis trial. J Stroke Cerebrovasc Dis 20：357-68, 2011
37) Zaidat OO, Fitzsimmons BF, Woodward BK, et al；VISSIT Trial Investigators：Effect of a balloon-expandable intracranial stent vs medical therapy on risk of stroke in patients with symptomatic intracranial stenosis: the VISSIT randomized clinical trial. JAMA 313：1240-8, 2015
38) Castano C, Dorado L, Guerrero C, et al：Mechanical thrombectomy with the Solitaire AB device in large artery occlusions of the anterior circulation：a pilot study. Stroke 41：1836-40, 2010
39) Costalat V, Machi P, Lobotesis K, et al：Rescue, combined, and stand-alone thrombectomy in the management of large vessel occlusion stroke using the solitaire device：a prospective 50-patient single-center study：timing, safety, and efficacy. Stroke 42：1929-35, 2011

40) Nogueira RG, Levy EI, Gounis M, et al：The Trevo device：preclinical data of a novel stroke thrombectomy device in two different animal models of arterial thrombo-occlusive disease. J Neurointerv Surg 4：295-300, 2012
41) Saver JL, Jahan R, Levy EI, et al：Solitaire flow restoration device versus the Merci Retriever in patients with acute ischaemic stroke（SWIFT）：a randomised, parallel-group, non-inferiority trial. 380：1241-9, 2012
42) Nogueira RG, Lutsep HL, Gupta R, et al：Trevo versus Merci retrievers for thrombectomy revascularisation of large vessel occlusions in acute ischaemic stroke（TREVO 2）：a randomised trial. Lancet 380：1231-40, 2012
43) Berkhemer OA, Fransen PS, Beumer D, et al：A randomized trial of intraarterial treatment for acute ischemic stroke. N Engl J Med 372：11-20, 2015

巻末資料の使い方

　巻末資料として，ステント別ガイディングカテーテル・マイクロカテーテル対照表を付しています．以下の頭蓋内動脈ステントについて記載しています．

①-1 Enterprise VRD（Prowler Select Plus）
①-2 Enterprise VRD（Headway 21）
②-1 Neuroform EZ（Excelsior XT-27）
②-2 Neuroform EZ（Marksman）
③-1 LVIS Jr（Headway 17 Advanced）
③-2 LVIS Jr（Scepter）
④ LVIS（Headway 21）
⑤ Liberty（Velocity）

　頭蓋内動脈ステントについて，（　）内の挿入用カテーテルを使用した際の適合可否について，○・△・×で示しています．
　縦軸にガイディングカテーテル（通常のガイディングカテーテル，ガイディングシース，バルーン付きガイディングカテーテルの順），横軸に同軸使用カテーテルを掲載します．

資料作成：今村博敏（神戸市立医療センター中央市民病院脳神経外科）

＊製品名の表示は原則，メーカーの基準に準じていますが，一部，より一般的な名称を使用している場合があります．「®」「TM」などは付していません．
＊本書に掲載の内容は2017年1月現在の情報です．製品の仕様，適応等は変更される場合がありますので，実際の使用にあたっては，添付文書等を確認のうえ，適切に行ってください．

索　引

数　字

2-hands（法） ・・・・・・・・ **51, 84**
2剤併用療法 ・・・・・・・・・・ **14**
3剤併用療法 ・・・・・・・・・・ **14**
4-hands法 ・・・・・・・・・・・ **51**

A〜C

ACCLINO flex ・・・・・・・・ **152**
angioplasty ・・・・・・・・・・ **85**
Artisse ・・・・・・・・・・・・・ **146**
ASAHI CHIKAI ・・・・・・ **60, 114**
ASAHI FUBUKI ・・・・・・・ **巻末資料**
　　── Dilator Kit ・・ **92, 102, 巻末資料**
Barrel stent ・・・・・・ **143, 145, 152**
Barrel Study ・・・・・・・・・ **144**
Bifurcation Span ・・・・ **144, 145**
braidedタイプ ・・・・・・・・・ **4**
Brite Tip ・・・・・・・・・・ **巻末資料**
CELLO（LB） ・・・・・・・・ **巻末資料**
Cerulean（DD6 / G）・・ **47, 巻末資料**
CFD ・・・・・・・・・・・・・・ **35**
Chaperon ・・・・・・・・・ **巻末資料**
closed-cellタイプ ・・・・・・・ **5, 6**

D〜F

DAC ・・・・・・・・・・・・・ **102**
DAPT ・・・・・・・・・・・・・ **14**
　　── ACE ・・・・・・・・・ **52**
DERIVO ・・・・・・・・・・・ **154**
Destination ・・・・・・・・ **巻末資料**
Driver ・・・・・・・・・・・・ **131**
DynaCT ・・・・・・・・・・・ **73**
Echelon（-10 / -14） ・・・・ **巻末資料**
eCLIPs ・・・・・・・・・・・・ **152**
eclipse sign ・・・・・・・・ **85, 94**
Enterprise（VRD）（VRD 2）
　　・・・ **5, 7, 8, 15, 25, 42, 149, 150,
　　　　　　　　巻末資料①-1, ①-2**

ENVOY ・・・・・・・・・・・ **巻末資料**
Excelsior 1018 ・・・・・・・ **巻末資料**
Excelsior SL-10
　　・・・・・・・ **50, 77, 114, 巻末資料**
Excelsior XT-17 ・・・・・・・ **巻末資料**
Excelsior XT-27 ・・・・・ **8, 58, 151**
filament diameter ・・・・・・ **36**
Flow Diverter ・・ **2, 9, 10, 15, 29, 36,
　　　　　　　　78, 90, 98, 153**
Flow-Redirection Endoluminal Device
　　・・・・・・・・・・・・・・ **90**
FRED ・・・・・・・ **4, 9, 10, 90, 154**

G〜I

Gateway Over-The-Wire PTAダイラテー
　　ションカテーテル ・・・・・ **114, 121**
GDC ・・・・・・・・・・・・・ **149**
Guider Softip ・・・・・・・ **巻末資料**
Haedway Plus ・・・・・・・ **巻末資料**
Headway 17（Advanced）
　　・・・・・・・・ **8, 66, 68, 巻末資料**
Headway 21（Advanced）
　　・・・・・・・・ **8, 66, 68, 巻末資料**
Headway 27 ・・・・・・・・・ **91**
Headway Duo ・・・・・・・ **巻末資料**
HyperForm ・・・・・・・・・・ **85**
ICAD ・・・・・・・・・・・・・ **17**
Integrity ・・・・・・・ **10, 118, 131**
InterPED study ・・・・・・・・ **89**

J〜L

jailing technique（法）・・ **8, 9, 67, 72**
laser cutタイプ ・・・・・・・・ **4**
Launcher ・・・・・・・・・・ **巻末資料**
Leo ・・・・・・・・・・・・ **149, 152**
Liberty
　　・・・・ **7, 8, 72, 73, 152, 巻末資料⑤**
LTA ・・・・・・・・・・・・・・ **15**

LVIS（Jr）・・・・ **5, 7, 8, 25, 66, 151,
巻末資料③-1, ③-2, ④**

───── M〜O ─────

Marksman ・・・・・・・・ **30, 78, 81**
Medina Embolic Device ・・・・・ **146**
MFM ・・・・・・・・・・・・ **154**
MR CLEAN ・・・・・・・・・・ **157**
Navien ・・・・・・・・・・・ **81**
NCVC-CS1 ・・・・・・・・・・ **130**
NEURODEO10 ・・・・・・・・ **巻末資料**
Neuroform（EZ）・・・ **6, 7, 8, 25, 56,
149, 150, 巻末資料②-1, ②-2**
NeuroLink ・・・・・・・・・・ **155**
open-cellタイプ（ステント）・・ **5, 6, 56**
OPTIMO ・・・・・・・・・・ **巻末資料**

───── P〜R ─────

P64 ・・・・・・・・・・・・ **154**
pCONus ・・・・・・・・・・・ **152**
Penumbra Liberty Trial ・・・・・・ **74**
Pipeline（Flex）
・・・・・・ **3, 9, 10, 29, 78, 153**
porosity ・・・・・・・・・・・ **36**
Prowler Select LPES ・・・・・・ **巻末資料**
Prowler Select Plus
・・・・・・ **8, 43, 47, 150, 巻末資料**
PTA ・・・・・・・・・・・・・ **17**
PUFs Trial ・・・・・・・・・・ **89**
pull & push technique（法）
・・・・・・・・・・・ **50, 51, 68**
PulseRider ・・・・・・・・ **141, 152**
PX SLIM ・・・・・・・・・・ **巻末資料**
RECOSTA study ・・・・・・・・ **156**
ROADMASTER ・・・・・・・・ **巻末資料**

───── S〜T ─────

SAMMPRIS trial（試験）
・・・・・・・・・ **11, 110, 119, 156**
SARIS試験 ・・・・・・・・・・ **128**
SCENT trial ・・・・・・・・・・ **154**

Scepter（C／XC）
・・・・・・ **68, 92, 95, 巻末資料③-2**
semi-jailing technique（法）・・ **8, 9, 67**
SheathLess NV ・・・・・・・ **巻末資料**
sheep technique ・・・・・・・・ **50**
Shuttle Sheath ・・・・・・・ **巻末資料**
Silk ・・・・・・・・・・・・ **154**
simple pull法 ・・・・・・・・ **50, 51**
Slim Guide ・・・・・・・・ **巻末資料**
SOFIA ・・・・・・・・・・・ **92**
Solitaire（AB）・・・・・・・ **152, 156**
SSYLVIA試験 ・・・・・・・ **127, 155**
stent retriever ・・・・・・・・ **156**
Surpass ・・・・・・ **4, 9, 10, 98, 153**
SWIFT Trial ・・・・・・・・・ **157**
TACTICS ・・・・・・・・・ **巻末資料**
TAPT ・・・・・・・・・・・・ **14**
Tracker Exce-l14 ・・・・・・ **巻末資料**
trans-cell technique（法）
・・・・・・・・・・・ **8, 9, 67, 72**
TRANSIT2 ・・・・・・・・ **巻末資料**
TREVO2 ・・・・・・・・・・ **157**
TRUFILL DCS ORBIT Complex Fill
・・・・・・・・・・・・・・ **77**

───── V〜Z ─────

VasoCT ・・・・・・・・・・ **73, 92**
Velocity ・・・・・ **8, 72, 77, 巻末資料⑤**
VerifyNow ・・・・・・・・・・ **15**
VISSIT trial（試験）・・・ **119, 128, 156**
WASID trial ・・・・・・・・・ **109**
WASID法 ・・・・・・・・・・ **112**
WEB ・・・・・・・・・・・ **146**
WEB-IT ・・・・・・・・・・ **146**
Wingspan
・・・ **3, 6, 10, 11, 17, 29, 106, 154**
XperCT ・・・・・・・・・・・ **73**

───── あ行 ─────

アスピリン ・・・・・・・・ **12, 13**
医師主導治験 ・・・・・・・・ **139**

か行

画像評価・・・・・・・・・・・・ 23
機器開発・・・・・・・・・・・・ 149
空隙率・・・・・・・・・・・・・ 36
クロピドグレル・・・・・・・ 12, 13
血小板機能検査・・・・・・・・・ 14
コイル塞栓術支援用ステント
　　・・・ 2, 7, 25, 42, 56, 66, 72, 149
コイル併用・・・・・・ 81, 87, 88
抗凝固療法・・・・・・・・・・・ 12
抗血小板薬・・・・・・・・・・・ 12
抗血小板療法・・・・・・・・・・ 12
後交通動脈分岐部脳動脈瘤・・・・ 61
コーンビームCT・・・・・ 20, 21, 74

さ行

撮影条件・・・・・・・・・・・・ 21
自己拡張型ステント・・・・・・ 3, 7
次世代の頭蓋内動脈ステント・・ 141
周術期抗血小板療法・・・・・・・ 15
シロスタゾール・・・・・・・・・ 12
数値流体力学・・・・・・・・・・ 35
頭蓋内動脈狭窄（症）・・ 17, 119, 154
　　——における流体解析・・・・・ 39
　　——用ステント・・・・・ 2, 10, 29
頭蓋内動脈ステント・・ 2, 32, 111, 141
　　——（動脈硬化症用）適正使用指針
　　・・・・・・・・・・・・・ 111
　　——の種類・・・・・・・・・・ 2
ステント・・・・・・・・ 2, 32, 149
　　——アシストテクニック・・・・ 45
　　——拡張方法・・・・・・・・・ 7
　　——型血栓回収機器・・・・・ 156
　　——形状・・・・・・・・・・・ 4
　　——の基本構造・・・・・・・・ 3
セルデザイン・・・・・・・・・・ 5
造影剤・・・・・・・・・・・・・ 21
素線径・・・・・・・・・・・・・ 36

た行

チエノピリジン化合物・・・・・ 12, 13

治験・・・・・・・・・・・ 74, 137
　　——プロトコルデザイン・・・ 137
中大脳動脈瘤・・・・・・・・ 68, 69
椎骨動脈・・・・・・・・・・・・ 91
動脈硬化性頭蓋内動脈狭窄（症）・・ 106
　　——に用いるステント・・・ 106, 118

な行

内頸動脈・・・・・・・・・・・ 100
　　——海綿静脈洞部動脈瘤
　　・・・・・・・・・ 78, 94, 115
　　——海綿静脈洞部部分血栓化動脈瘤
　　・・・・・・・・・ 80, 94, 95
　　——傍鞍部動脈瘤・・・・・・ 78
　　——傍鞍部部分血栓化動脈瘤・・ 93
　　——眼動脈部囊状動脈瘤・・・ 77
　　——瘤・・・・・・・・・ 46, 101
日米国際共同治験・・・・・・・・ 74
脳底動脈・・・・・・・・・・・・ 91
　　——先端部動脈瘤・・・・・・ 46
脳動脈治療用カバードステント・・ 130
脳動脈瘤・・・・・・・・・・ 32, 149

は行

バイプレーン血管撮影装置・・・・ 45
バルーン拡張型ステント
　　・・・・・・・・ 7, 118, 119, 149
光透過法血小板凝集能検査・・・・ 15
不応症・・・・・・・・・・・・・ 14
プラスグレル・・・・・・・・ 12, 13
分岐部脳動脈瘤・・・・・・・・ 141
　　——治療機材・・・・・・・・ 141
紡錘状動脈瘤・・・・・・・・・・ 91

ま行

未破裂脳動脈瘤・・・ 43, 59, 67, 100

ら行

リシース・・・・・・・・・・ 49, 68
流体解析・・・・・・・・・・・・ 32
瘤内留置専用メッシュデバイス・・ 144

編者紹介

坂井 信幸　神戸市立医療センター中央市民病院
　さかい　のぶゆき　　脳神経外科部長・総合脳卒中センター長

〔略　歴〕
　1984年　関西医科大学医学部卒業
　1984年　関西医科大学脳神経外科学教室入局
　1989年　関西医科大学脳神経外科助手
　1991〜1992年
　　　　　カリフォルニア大学ロサンゼルス校研究員
　1993年　医療法人福徳医学会病院脳神経外科部長
　1996年　京都大学医学部脳神経外科医員
　1997年　京都大学医学部脳神経外科助手
　1998年　国立循環器病センター脳神経外科
　2000年　国立循環器病センター脳神経外科医長
　2001年　神戸市立中央市民病院脳神経外科医長
　2003年　先端医療センター脳血管内治療科部長（兼務）
　2005年　神戸市立医療センター中央市民病院脳神経外科部長
　2011年　京都大学医学部脳神経外科臨床教授（兼務）
　2014年　兵庫医科大学脳神経外科特別招聘教授（兼務）

留置場面のWEB動画付き
頭蓋内動脈ステントのすべて
――コイル併用からFlow Diverter・ICADまで

2017年4月1日発行　第1版第1刷

編　集　坂井 信幸
発行者　長谷川 素美
発行所　株式会社メディカ出版
　　　　〒532-8588
　　　　大阪市淀川区宮原3-4-30
　　　　ニッセイ新大阪ビル16F
　　　　http://www.medica.co.jp/
編集担当　岡 哲也
装　幀　谷村圭吾
印刷・製本　株式会社廣済堂

© Nobuyuki SAKAI, 2017

本書の複製権・翻訳権・翻案権・上映権・譲渡権・公衆送信権（送信可能化権を含む）は、(株)メディカ出版が保有します。

ISBN978-4-8404-6146-7　　　　　Printed and bound in Japan

当社出版物に関する各種お問い合わせ先（受付時間：平日9：00～17：00）
●編集内容については、編集局 06-6398-5048
●ご注文・不良品（乱丁・落丁）については、お客様センター 0120-276-591
●付属のCD-ROM、DVD、ダウンロードの動作不具合などについては、デジタル助っ人サービス 0120-276-592

Echelon-14 2.4Fr (0.0312inch)	NEURODEO10 2.3Fr (0.0299inch)	PX SLIM 2.95Fr (0.0384inch)	ASAHI FUBUKI 4.2Fr (0.0546inch)	Cerulean G 4Fr 0.055inch	Cerulean G 5Fr 0.067inch	TACTICS 3.4Fr (0.045inch)
×	×	×	×	×	×	×
○	○	×	×	×	×	×
○	○	○	×	×	×	×
○	○	×	×	×	×	×
○	○	○	×	×	×	×
○	○	○	×	×	×	○
×	×	×	×	×	×	×
○	○	×	×	×	×	×
○	○	○	×	×	×	×
○	○	○	×	×	×	○
○	○	×	×	×	×	×
○	○	○	×	×	×	×
○	○	○	×	×	×	○
○	○	○	×	×	×	×
○	○	○	×	×	×	×
○	○	○	○	○	×	○
×	×	×	×	×	×	×
×	×	×	×	×	×	×
○	○	×	×	×	×	×
○	○	○	×	×	×	○
×	×	×	×	×	×	×
○	○	×	×	×	×	×
○	○	×	×	×	×	×
○	○	○	×	×	×	×
○	○	○	×	×	×	×
○	○	○	×	×	×	○
○	○	○	×	×	×	○
×	×	×	×	×	×	×
○	○	×	×	×	×	×
○	○	○	×	×	×	○
○	○	○	○	○	×	○
○	○	○	○	○	○	○
○	○	○	×	×	×	×
○	○	○	×	×	×	○
×	×	×	×	×	×	×
×	△	×	×	×	×	×
○	○	○	×	×	×	○
○	○	○	×	×	×	○
○	○	○	○	○	×	○
×	×	×	×	×	×	×
×	×	×	×	×	×	×
×	△	×	×	×	×	×
○	○	○	×	×	×	×
○	○	○	×	×	×	○

tronic		メディコスヒラタ		朝日インテック	メディキット		テクノクラート
Echelon-14	NEURODEO10	PX SLIM	ASAHI FUBUKI 4.2Fr	Cerulean G 4Fr	Cerulean G 5Fr	TACTICS	
2.4Fr (0.0312inch)	2.3Fr (0.0299inch)	2.95Fr (0.0384inch)	4.2Fr (0.0546inch)	0.055inch	0.067inch	3.4Fr (0.045inch)	
×	×	×	×	×	×	×
○	○	×	×	×	×	×
○	○	○	×	×	×	△
○	○	△	×	×	×	×
○	○	○	×	×	×	○
○	○	○	○	○	×	○
×	×	×	×	×	×	×
○	○	△	×	×	×	×
○	○	○	×	×	×	○
○	○	○	○	○	×	○
○	○	△	×	×	×	×
○	○	○	×	×	×	○
○	○	○	○	○	×	○
○	○	○	×	×	×	△
○	○	○	△	△	×	○
○	○	○	○	○	×	○
×	×	×	×	×	×	×
△	○	×	×	×	×	×
○	○	○	×	×	×	○
×	×	×	×	×	×	×
○	○	△	×	×	×	×
○	○	○	×	×	×	×
○	○	△	×	×	×	×
○	○	○	×	×	×	○
○	○	○	○	○	×	○
○	○	○	○	○	×	○
×	×	×	×	×	×	×
○	○	○	×	×	×	×
○	○	○	×	×	×	○
○	○	○	○	○	△	○
○	○	○	○	○	○	○
○	○	○	×	×	×	○
○	○	○	×	×	×	○
×	×	×	×	×	×	×
○	○	×	×	×	×	×
○	○	○	×	×	×	○
○	○	○	○	○	×	○
○	○	○	○	○	×	○
×	×	×	×	×	×	×
×	×	×	×	×	×	×
○	○	×	×	×	×	×
○	○	○	×	×	×	○
○	○	○	△	△	×	○